암 전문의가 알려주는
암을 이기는
최강의 밥상

암 전문의가 알려주는

암을 이기는
최강의 밥상

임채홍 지음

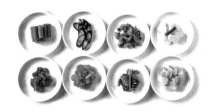

U 중앙생활사

추천사

지난 수십 년간 국내 암 발병률은 꾸준히 증가하였다. 이는 진단 기술의 발달 및 검진의 보편화로 더 많은 암이 발견되고, 인간 수명의 연장에 따른 인구의 노령화에 기인한다고 생각된다. 반면 암 환자의 생존율은 꾸준히 상승하여 1995년 이전까지는 암 환자의 5년 생존율이 41%에 지나지 않았으나, 최근 2009년에서 2013년 사이의 통계에서는 이 수치가 70%까지 상승했다.

암은 한국인 사망률 원인 중 1위이며, 한 생명보험회사의 통계에 따르면 현대인이 가장 두려워하는 질병이 바로 암(59.1%)이라고 한다. 2위인 고혈압(6.9%) 등과는 비교가 되지 않을 정도로 큰 공포다.

암은 이처럼 보건·의료계의 가장 큰 관심사이며 이에 대한 정보 역시 넘쳐난다. 그러나 인터넷이나 서적 등에서 찾을 수 있는 정보는 근거가 불충분하고 상업적 목적을 가진 것들이 대부분이다. 또한 의학적 근거가 있는 유익한 지식들은 전문용어로 쓰여져 있어 일반인들이 접하기 어렵고, 이해하기 쉽게 정리된 책이나 자료 또한 많지 않다.

이 책은 상당한 학문적 깊이와 의학적 근거가 있는 암 관련 정보를 건강에 관심이 있는 일반인들이 이해하기 쉽게 저술했다. 사실 이것은 굉장히 어려운 일이다. 영어나 기타 외국어로 되어 있는 방대한 양의 전문적 문헌 속에서 검증된 내용을 선별하여 의사로서의 견지를 갖고 요약하여 일반인들이 이해할 수 있도록 글을 쓴다는 것은 발군의 의학적 지식과 집필력 그리고 무엇보다 환자에 대한 애정이 없으면 할 수 없는 일이라 생각된다.

세계보건기구(WHO) 보고서에 따르면 암 원인의 70%는 흡연, 음주, 음식, 만성감염 등의 후천적 요인이며, 이들 위험요인을 피하고 생활양식을 변화시켜 전체 암의 3분의 2에 가까운 암을 예방할 수 있다고 했다. 이처럼 식습관과 생활습관의 개선이 암 예방에 큰 도움을 준다는 사실은 앞으로 일반인에게 더욱 널리 알려져야 하며, 일선 의사들 역시 이에 대해 적극적으로 알아둘 필요가 있다.

이 책을 집필한 저자 임채홍은 일선에서 암 환자를 진료하는 암 전문의다. 이 책에는 그가 환자를 진료하며 고민했던 흔적과 환자에게 도움이 되고자 했던 마음이 고스란히 담겨 있다. 이 책을 통하여 독자들은 암을 예방할 수 있는 의학적 근거가 충실한 지식을 얻을 수 있을 것이고, 다른 일선의 보건·의료인들도 암 예방에 관한 지식(과거에는 등한시되었던 식습관과 생활습관 등)을 충실히 할 수 있는 좋은 지침이 될 것이라 생각된다.

전 대한간암학회장, 아시아-태평양 간암학회(APPLE) 회장,
연세대학교 의과대학 교수 성진실

추천사

  암 환자는 자신이 노력할 수 있는 '무언가'가 필요하다. 또한 가족 중에 암을 진단받은 환자가 있다면 다른 가족들은 그/그녀를 위해 '무언가'를 해주고 싶어 한다. 그런데 환자나 보호자가 −의료진이 아닌 이상− 할 수 있는 그 '무언가' 는 우리 삶에서 적어도 하루 세 번은 맞이하게 되는 식생활, 즉 음식과 관련된 경우가 많다.

  암 환자가 올바르고 좋은 음식을 먹는 것은 항암, 수술, 방사선 치료를 견뎌내고 암을 극복하기 위해 필요한 가장 기본적인 조건이라 할 수 있다. 그러므로 암 환자에게 좋은 식단을 제공하는 것은 암 환자 자신과 그 가족이 암이라는 질병에 대해 할 수 있는 최소이자 최대의 치료법이자 선전포고인 셈이다.

  이 책은 암 환자와 그 가족이 암과 싸우기 위해 '무장(arm oneself)'

을 가능하게 하는 '올바른 식단'에 대한 지침을 제공하여준다는 점에서 큰 의미가 있다. 또한 우리가 흔히 접하는 김치, 과일, 고기, 커피, 술 등의 주제를 다루면서 그것에 대한 우리의 오해와 진실에 대해 믿을 만한 보고서와 증거를 가지고 알기 쉽게 설명해준다는 점이 더욱 매력적이라 하겠다.

자신이나 사랑하는 가족 혹은 함께 동고동락하는 주변 사람들이 우리 삶에 예고 없이 찾아온 암이라는 질병을 진단받았을 때 이들에게 무언가를 해주고 싶다면 무분별한 정보의 홍수 속에 안타까워하거나 당황스러워만 하지 말고 이 책을 보길 바란다.

인하대학교 의과대학 조교수 이정심

추천사

  병원에서 환자를 진료하다 보면 가장 흔히 듣게 되는 질문 중 하나가 "무엇을 어떻게 먹어야 하나요?" 혹은 "이런 것(대개는 건강보조식품 등)을 먹어도 되나요?"다. 이 책은 그런 질문을 하는 환자나 가족들뿐 아니라 암 환자를 진료하는 의사라면 반드시 한 번쯤 읽어야 할 내용으로 구성되어 있다.

  현재의 의학 교육은 질병의 원인과 그 치료법 등 임상적인 내용에 대해서 중점적으로 가르친다. 따라서 대부분의 경우 의사들은 앞의 환자들의 질문에 답을 하기 어려울 수밖에 없다.

  또한 일선에서 암 진료에 임하는 의사들은 환자의 항암 치료와 그 성과에 더 집중하기 때문에 환자가 어떠한 식사를 하는지는 크게 신경쓰지 않는다. 대개는 그저 건강하게 상식적으로 먹으면 된다고 생각하는 경우가 많다.

그러나 암 환자들 및 그 가족들은 병원에 오지 않는 날들도 매 순간 본인의 건강에 대해 신경을 쓰며 건강한 식단에 대해서 고민하고 궁금해하며 더 좋은 정보를 찾고 있다.

이 책은 근거 없는 혹은 상업적 이익에 목적을 둔 소위 '카더라('~라고 하더라'는 말의 은어로 근거가 없이 과장된 이야기를 일컫는다)'식의 이야기가 아닌, 과학적 근거에 따른 건강한 식단에 대하여 이야기하며 그것에 대해 환자들의 궁금증을 풀어주고자 한다.

암을 예방할 수 있는 식단과 습관에 대해 과학적 근거를 가지고 있으면서 이해하기 쉽게 쓰여진 책은 아직까지 많지 않다. 이 책은 분명 암 환자들과 의사들 모두에게 큰 도움이 될 것이다.

연세암병원 방사선종양학과 전문의 정승연

추천사

지금도 인터넷 검색 창만 열면 질병과 관련한 정보가 넘쳐난다. 그것들을 다 알기도 어렵거니와 옥석을 가리기는 더더욱 힘들다. 이것이 인터넷의 정보보다 전문의의 말에 더 귀 기울여야 하는 이유다.

이 책은 그 누구보다도 암 환자를 많이 만나는 전문의의 저서다. '전문의의 저서'라고 하면 어려운 전공 내용이 가득할 것 같지만 실은 전혀 어렵지 않다. 암 환자뿐만 아니라 음식과 생활습관 교정을 통해 건강한 삶을 바라는 독자라면 부담없이 읽을 만한 내용이 담겼다. 왜 '먹는 게 곧 나'라는 말도 있지 않나.

〈오마이뉴스〉 편집기자 최은경

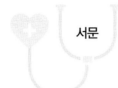

서문

　본서는 2018년에 개정 출판된 미국암협회와 세계암연구재단의 전문가 보고서를 주요 참고서적으로 하였다. 해당 보고서에서는 항암, 혹은 발암요소를 4단계로 나누어 보고하는데(1등급 : convincing, 2등급 : probable, 3등급 : limited-suggestive, 4등급 : limited-no conclusion), 1등급과 2등급의 경우 강력한 근거를 가지고 있다고 기술하며, 3등급의 경우도 상당한 수준의 근거가 있는 요소로 설명한다. 다만, 2018년의 보고서에서는 2007년에 비해 근거 평가에 있어 보다 보수적인 접근을 하였다(몇몇 1등급 요소들이 2등급으로, 혹은 2등급 요소들이 3등급으로 분류되었다).

　2등급이 되려면 다수의, 그리고 양질의 연구가 대단히 일관된 결과를 보고해야 하고, 항암 혹은 발암 현상과 관련된 생물학적 원리가 밝혀져 있어야 한다. 1등급이 되려면 2등급에 추가로 다양한 설계 형태의 연구들이 또한 유사한 결과를 보고해야 하고, 정량적 근거(요인 노출이 많아짐에 따라 항암 혹은 발암 가능성이 비례적으로 증가하는 것)까지 밝혀져야 한다. 3등급의 요소라고 하더라도, 상당수의 연구에서 유사한 결과를 보고해야 하고 생물학적 근거가 밝혀져 있어야 한다.

영어로 분류된 등급 기준의 이해가 어려울 수 있어 편의상 1등급부터 4등급까지 숫자로 분류하였으나, 1등급과 2등급의 경우는 통칭하여 항암이나 발암 가능성이 있는 강력한 근거가 있고, 3등급의 경우에는 상당한 근거가 있다고 이해하는 것이 적합하다. 또한 1등급과 2등급 요소 사이에 실질적인 항암 혹은 발암 가능성의 차이는 근소하다고 볼 수 있을 것이다.

본문을 시작하기 전에, 1등급 혹은 2등급으로 미국암협회와 세계암연구재단 보고서에 분류된 주요 항암 및 발암요소를 정리하고 시작하도록 하겠다.

▼ 강한 근거가 있는 항암 혹은 발암요소

항암요소 (1등급 혹은 2등급)	**비전분성 채소 및 과일 섭취**(구강, 인두, 식도암 등) **전곡류나 고섬유질 음식, 유제품**(대장암) **모유수유**(유방암) **커피**(간, 자궁내막암) **운동**(대장, 유방, 자궁내막암)
발암요소 (1등급 혹은 2등급)	**술**(구강, 인두, 성대, 식도, 간, 대장, 유방암) **비만**(구강, 인두, 성대, 식도, 위, 췌장, 담낭, 간, 대장, 폐경 후 유방, 난소, 자궁, 신장, 전립선암) **햄, 소시지 등 가공육, 붉은 육류**(대장암) **젓갈 등의 염장어류**(비인두암) **염장 혹은 짠 음식**(위암)

* 흡연은 폐암, 구강암을 비롯, 거의 대부분의 알려진 암과 관계가 있으며 위의 요소들보다 압도적으로 높은 발암요소이므로 따로 분류됨.

프롤로그

병원에서 나이 30세의 젊은 유방암 환자를 만난 적이 있다. 그녀는 처음 병원을 찾았을 때 유방암 2기로 진단되었으나 특정 기독교 교파의 목사인 아버지의 강권에 의해 아무런 치료도 받지 못하고 산속의 기도원에서 지냈다고 한다. 1년이 지난 뒤 그녀는 다시 병원을 찾았지만 침대에 누워 꼼짝도 하지 못했고, 이미 온몸의 뼈와 장기에 암이 전이되어 있었다. 파리하고 원망에 가득 찬 그녀의 얼굴, 그리고 이해할 수 없는 옅은 미소와 신념이 얼굴에 가득 차 있는 그 아버지의 표정이 아직도 나의 뇌리에 생생하다.

암은 한국인 사망원인 1위다. 사망률 수치만으로도 각각 사망원인 2위와 3위를 차지하는 심장질환, 뇌혈관질환의 3배에 달한다. 의학은 빠른 속도로 발전하고 있지만 암을 완전히 '정복'하기에는 아직 요원해 보인다.

이처럼 암이 큰 공포이다 보니 그와 관련한 정보도 홍수처럼 넘쳐난다. 갖가지 종류의 음식, 대체식품, 영양보조제 등 암을 예방하고 치료하기 위한 것들의 종류도 다양하다. 한편으로는 이런 일련의 시도들도 모두 무의미하다고 여기고 그저 자연친화적으로 살거나 종교에 의지하여 지내는 것을 방법으로 삼는 사람도 있다.

의학이나 과학은 '신(神)'이 아니다. 필자를 포함하여 의사들도 위와 같은 다양한 시도들을 효과가 없다고 마냥 비난할 수는 없다. 효과가 있다는 보고가 없다고 해서 효과가 없다고 확신할 수 있는 것은 아니니까.

하지만 암 환자라면 자연친화적인 방법이나 종교에 의지하기 전에 먼저 담당의와 상의 하에 충분한 치료를 받아야 한다(항암제, 방사선 등의 현대 의학이 효과가 없다고 비난하는 논문을 찾기보다 그들이 생존율 향상에 도움을 주었다고 기록한 논문을 찾는 일이 몇 배는 쉽다!). 암 환자가 아니라면 가장 중요한 것은 금연과 정기적인 건강검진이다. 이런 기본적인 것들을 지킨 후에 필자와 독자 여러분은 암을 예방할 수 있는 음식과 생활습관에 관심을 가져야 한다.

과학적으로 밝혀진 암을 막는 음식과 생활습관은 분명히 '있다'. 지난 수십 년 동안 수많은 과학자들이 임상경험을 토대로 그리고 동물실험 등 실험실 연구를 통해서 알아내고자 했던 내용들이 최근에 와서 그 윤곽을 더욱 뚜렷하게 드러내고 있다.

그간 방사선, 항암제 등이 빠르게 발전하고 주목받았던 것에 비해 항암효과가 있는 음식이나 생활습관은 의학자들의 관심을 덜 받아왔다. 하나의 음식이나 생활습관만 가지고 방사선이나 항암제 등의 직접적인 치료와 비교한다면 그 효능은 너무나 미미해서 불확실해 보이기까지 한다. 그러나 이러한 식습관과 생활습관을 평생에 걸쳐 교정하며 그러한 혜택을 모두 합친다면 암으로부터 안전한 생활뿐 아니라 전반적인 삶의 질을 높이는 데도 큰 도움이 될 것이다.

미국국립암협회지의 보고에 따르면 암의 원인으로는 흡연이 약 30%, 유전이나 음주, 환경오염 등이 약 30%를 차지하고, 음식이 차지하는 비중이 약 35%라고 한다. 여러 가지 식습관과 생활습관이 모여 암 원인의 거의 3분의 1을 차지하는 것이다. 흡연은 우리가 통제할 수 있는 요인이라고 가정할 때 음식과 생활습관만 잘 교정한다면 암을 유발하는 원인의 3분의 2를 제거할 수 있는 셈이다.

이 책에 있는 내용들은 모두 필자가 나와 내 가족들의 건강을 위해 스스로 찾아보고 실제로 지키고자 노력하고 있는 사항들을 정리한 것이다. 의학에 관한 내용이 많다 보니 지루할 수도 있겠지만 최대한 읽기 편하도록 작성했으며, 가장 신뢰할 만한 정보들을 발췌하여 정리하였다. 아무쪼록 이 책에 있는 내용들이 소중한 시간을 내어 읽어주시는 독자 여러분과 가족들의 삶을 더 건강하게 그리고 행복하게 만드는 데 도움이 되길 진심으로 기원한다.

(주로 참조한 내용은 세계암연구재단과 미국암연구협회가 공동 발간한 전문가보고서이며, 그 외 우리나라의 국가암정보센터 자료를 참조하였다. 그리고 논문 인용의 경우 피인용 지수가 높고 신뢰할 만한 기관에서 발표한 논문들을 선택하여 참조하였다.)

차 례

1장
암이란
무엇인가?

암이란
무엇인가?

1
암과 치료법

우리 몸은 세포로 이루어져 있다. 그런데 세포가 손상이나 돌연변이 등으로 인해 과다하게 증식하여 과성장한 덩어리를 '종양'이라고 일컫는다. 종양은 크게 양성종양과 악성종양으로 나뉘는데, 양성종양은 생장이 느리고 타 장기로의 침윤이나 전이를 하지 않는다. 보통 이들은 '종'이라고 접미어를 붙여 부른다(지방종, 섬유종 등). 대개의 경우 이들은 생명을 위태롭게 하지 않는다.

반면 악성종양은 성장이 빠르고 타 장기로 침윤이나 전이를 하여 생명에 위험을 초래한다. 이들 악성종양을 대개 '암'이라고 일컫는다. '암'은 자라나면서 주변 임파절로의 전이, 주변 장기로의 침범,

혈관을 타고 타 장기로의 전이(원격전이 혹은 혈행성 전이)를 할 수 있다. 대개의 경우 먼저 임파절을 침범하고, 더 말기로 진행하면서 주변 장기로의 전이나 혈행성 전이를 하게 된다. 아무런 주변 침범이 없는 경우와 임파절로의 전이만 있는 경우에는 완치를 목적으로 치료하게 된다(암 주변의 임파절은 면역기관으로 암세포가 더 이상 퍼져나가지 못하도록 주변에서 잡아주는 역할도 한다).

주변 장기로의 침범 혹은 원격전이(원발암과 붙어 있지 않은 멀리 떨어진 장기로의 침범. 예를 들면 자궁암의 폐 전이 등)를 하는 경우는 이미 암세포가 혈행을 타고 몸에 퍼져 있다고 생각되어 대개 증상 완화나 수명연장을 목표로 치료하게 된다. 이때의 병기를 흔히 말기 혹은 4기라고 이야기한다(몇몇 예외적인 상황의 경우 완치에 가깝게 긴 여명을 살기도 한다).

이렇게 전이된 암의 치료법은 무엇일까? 항암 치료의 주축이 되는 세 가지 치료는 수술, 방사선 그리고 항암제다. 대개의 경우 수술은 원발성 종양을 제거하고, 임파절 전이가 있을 경우 주변 임파절도 제거한다. 방사선 치료는 원발성 종양과 주변 임파절을 그 위험도에 따라 포함하여 치료하며, 고선량의 방사선으로 암세포의 DNA를 타격하여 사멸을 유도한다. 이 두 치료를 국소적 치료(locoregional treatment)라 하며, 완치를 목표로 하는 항암 치료의 중심이 된다(환자들은 암 치료 방법으로 수술과 방사선 치료 중 선택하게 되기도 한다. 완치 가능성과 환자의 상황, 부작용 위험 등에 대해 담당의와 충분히 상의하여 결정해야 한다).

항암제는 혈액을 통해 주입되어 전신적인 치료효과를 보인다. 암의 진행을 느리게 하거나 통증완화 등을 목적으로 치료하기도 하고, 수술이나 방사선과 함께 시행하여 완치율을 더욱 높이는 역할을 하기도 한다. 이들 항암제는 암세포의 세포분열을 방해하거나 DNA를 공격하기 때문에 정상세포에도 부작용이 있다(정상세포도 DNA가 있고 세포분열을 하므로 이들 또한 항암제에 의해 손상을 받는다). 그런데 최근 암세포의 특징적인 부분을 표적으로 하여 암세포만을 타격하고 부작용을 최소화하는 항암제들이 개발되어 사용되고 있는데 이들을 '표적치료제'라 한다.

지금까지 암과 관련하여 흔히 사용되는 용어들을 간략히 정리해 보았다. 식습관과 생활습관을 교정하여 암을 예방하는 것도 중요하지만, 일단 암이 발병했다면 담당의와 잘 상의하여 충분한 치료를 받는 것이 가장 우선임을 잊지 말자. 도움이 될 수 있다는 어떤 음식이나 약품도 필요한 항암 치료를 대체할 수는 없다.

한국인과 암

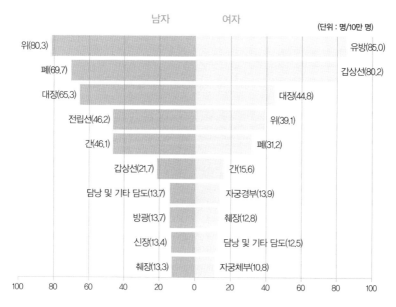

남자   여자

(단위 : 명/10만 명)

위(80.3) · 유방(85.0)
폐(69.7) · 갑상선(80.2)
대장(65.3) · 대장(44.8)
전립선(46.2) · 위(39.1)
간(46.1) · 폐(31.2)
갑상선(21.7) · 간(15.6)
담낭 및 기타 담도(13.7) · 자궁경부(13.9)
방광(13.7) · 췌장(12.8)
신장(13.4) · 담낭 및 기타 담도(12.5)
췌장(13.3) · 자궁체부(10.8)

100 80 60 40 20 0 20 40 60 80 100

▲ 2016년 성별 10대 암종 발생률(자료원 : 국가암정보센터, www.cancer.go.kr)

한국인 남성의 경우 가장 흔한 암종은 위, 폐, 대장의 순서였으며, 여성의 경우는 유방, 갑상선, 대장암의 순서였다. 한국과 일본의 주요 암 발생 순위는 비슷하나, 미국이나 영국은 위암, 간암의 빈도가 낮고 전립선암, 피부암 등의 빈도가 높았다.

한국을 비롯한 동아시아에서 서구권에 비해 위암의 빈도가 높은 이유로는 헬리코박터 파일로리 감염, 염도가 높은 음식 등이 원인으로 제시되고 있다. 간암의 빈도가 높은 이유로는 B형 간염이 주된 원인으로 보인다.

2018년 국가암정보센터에서 발표된 자료에 따르면 우리나라 국민들이 평균수명인 82세까지 생존할 경우 암에 걸릴 확률은 약 36.2%로 3명 중 1명 정도다. 남성의 경우는 5명 중 2명(38.3%), 여성의 경우 3명 중 1명(33.3%) 전후로 남성이 암에 걸릴 확률이 약간 더 높다. 한편 2016년에 발표된 통계를 기준으로 암 치료를 받거나 암 치료 후 생존 중인 암 경험자는 약 174만 명으로 우리나라 전체 인구를 약 5천만 명으로 계산하였을 때 29명당 1명(3.4%)이 이에 해당하며, 65세 이상 노인 인구에서는 9명당 1명(11%)이 이에 해당한다.

□ ■

암 발생률과 사망률

사실 암 발생률보다 더 의미가 있는 것은 사망률이다. 갑상선암과 유방암의 경우 여성에서 발병률이 매우 높지만 사망률은 그 순위가 낮다. 그 이유는 갑상선과 유방은 외부에서 만져지는 장기이므로 조기 발견이 용이하고, 또한 갑상선암의 경우 치료에 반응이 양호하며 전이를 잘 하지 않는 성향을 갖고 있기에 경과가 좋은 것이다.

사망률이 높은 암으로는 폐암, 간암, 위암 등이 있다. 폐암, 간암,

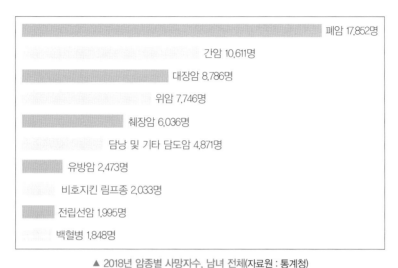

폐암 17,852명

간암 10,611명

대장암 8,786명

위암 7,746명

췌장암 6,036명

담낭 및 기타 담도암 4,871명

유방암 2,473명

비호지킨 림프종 2,033명

전립선암 1,995명

백혈병 1,848명

▲ 2018년 암종별 사망자수, 남녀 전체(자료원 : 통계청)

위암, 대장암 등 상위를 차지하는 주요 암들의 사망률을 합쳤을 때 남자의 경우 전체 암 사망의 약 70%를 차지하고, 여자의 경우에는 약 50%를 차지한다.

□ ■

사망률 1위, 폐암

폐암은 발병률이 남성의 경우 2위, 여성의 경우 5위지만 사망률은 1위다(2018년 통계청 자료 기준). 기침, 객혈, 흉통, 쉰 목소리 등 다양한 증상이 나타날 수 있다. 하지만 초기에는 증상이 외부로 드러나지 않으므로 증상만 보고 진단했을 때는 이미 완치하기에 늦어져 버리는 경우가 많다.

폐암은 암세포의 종류를 기준으로 하여 비소세포 폐암(non-small cell lung cancer, 전체 폐암의 80~85%를 차지한다)과 소세포 폐암(small cell lung cancer)으로 나뉘는데, 소세포암은 상대적으로 진행이 빨라 발견 당시에 임파절이나 타 장기로 전이되어 있는 경우가 많다.

폐암의 치료로는 병의 진행 상태와 환자의 체력 등을 고려하여 수술, 방사선 치료, 항암화학요법(항암제)이 사용된다. 일반적으로 비소세포암의 경우 조기에는 완치를 목적으로 수술 혹은 방사선 치료(환자의 상태가 수술을 견디기 어려울 경우)를 하기도 하고, 경과에 따라 항암제나 방사선 치료를 추가하기도 한다. 소세포 폐암의 경우 자라는 속도가 빠르고 전신으로 쉽게 퍼지는 경향이 있어 항암화학요법이 치료의 핵심이 되며, 병기에 따라 방사선 치료를 추가하기도 한다.

폐암의 위험요인으로는 유전적 요인, 유해 물질, 방사능 등 여러 가지가 있으나 무엇보다 흡연에 의한 발병이 압도적으로 많다. 폐암의 90%는 흡연에 의해 발생한다고 한다. 금연의 중요성은 아무리 언급해도 부족함이 없다(그 이외의 위험요인으로는 석면, 비소 등의 직업적 유독성 물질 노출, 유전적 요인 등이 있다).

'침묵의 장기'가 지르는 비명, 간암

간암은 상당한 수준으로 진행될 때까지 증상이 없다. 간암은 우리나라를 포함한 동아시아권 및 남아프리카 지역에서 흔히 발생하는데, 이는 B형 간염 바이러스 보균율이 높기 때문이다. B형 간염 보균자의 경우 비감염자에 비해 간암 발병률이 100~200배에 달한다. 우리나라 의학계에서는 이들에게 정기적인 초음파 검사 및 혈액검사를 권고하고 있는데, 여러 가지 이유로 정기적인 진찰을 받지 않는 이들이 많다.

간암의 경우 정기적으로 검진하지 않으면 조기 발견이 거의 불가능하다. 상대적으로 젊은 나이에 발병하는 경우가 있으므로 반드시 권고에 따라 검진을 받는 것이 좋다. 음주는 간암을 포함한 간질환을 악화시킬 수 있으므로 보균자의 경우 가능한 절제하고, 마시더라도 맥주 1~2병, 소주 반 병 정도를 넘기지 않는 것이 좋다.

치료는 환자의 간 기능과 체력 등을 고려하여 결정한다. 타 장기로의 전이 등이 없고 수술이 가능하면 병변을 수술하거나, 암이 작고 수가 많지 않을 경우 고주파 열치료(Radiofrequency ablation, RFA)나 에탄올 주입술(Percutaneous ethanol injection, PEI) 등을 시행하여 완치를 목표로 치료를 시행한다. 이러한 적극적 치료가 어려울 경우 경동맥 화학색전술(Trans-arterial chemo embolization, TACE. 간암세포에 연결되어 있는 혈관을 통해 항암제를 주입하여 암세포를 사멸시킨다), 방사선 치료, 항암제 등을 사용할 수 있다.

□ ■
짜고 기름진 음식의 결과, 위 · 대장암

위암의 원인으로는 짠 음식이나 염장류 음식, 질산염이 많은 음식(훈제육류(햄 등)), 헬리코박터 파일로리 감염 등이 제시되고 있다. 또한 대장암의 원인으로는 동물성 지방의 과다 섭취, 섬유질 섭취 부족, 유전적 요인 등이 제시되고 있다.

흡연은 폐암뿐 아니라 위암과 대장암의 위험도 증가시킨다. 이들을 예방하기 위해서는 과일과 채소를 충분히 섭취해야 한다. 주기적으로 운동을 하는 것도 대장의 움직임을 활발하게 하여 대장암의 발병을 줄이는 효과가 있다. 위 · 대장암 또한 조기에는 증상이 없어 증상이 나타난 후 병원을 찾으면 치료시기를 놓치기 쉬우므로 반드시 정기검진을 하도록 하자.

우리나라는 최근 내시경 시술의 보급으로 위암과 대장암의 발견률이 높아졌다. 위암의 경우 아주 조기에 발견되면 내시경적 절제만으로 치료가 가능하기도 하며, 그보다 진행하였지만 타 장기로 전이되지 않은 국소적 위암은 수술을 시행한다. 치료 경과를 향상시키기 위해 항암제를 사용하기도 하며, 타 장기로의 전이가 있는 위암의 경우 고식적 목적(완치적 목적이 아닌 증상완화와 수명연장 등 삶의 질을 높이기 위한 목적의 치료)으로 항암제 치료를 하기도 한다.

전이되지 않은 대장암의 주된 치료는 수술이며, 이후 병기에 따라 항암제 치료를 추가하기도 한다. 전이가 된 진행 대장암의 경우 수 명연장이나 삶의 질 향상을 위해 고식적 항암제 치료를 하고, 증상 양상에 따라 암의 병소를 줄이기 위해 방사선 치료를 하기도 한다.

□ ■

자가검진이 필수, 유방암

유방암은 미국, 유럽 등 서구 선진국에서 발병률 1위를 차지하 고 있으며, 국내 여성 암 중에서도 1~2위를 차지하는 흔한 암이 다. 앞서 언급한 폐암, 간암 등과는 달리 유방암은 외부에서 직접 만져지는 장기이므로 자가검진을 통한 조기검진이 가능하다. 암검 진권고안에서는 40~69세의 여성들에게 2년에 한 번씩 유방촬영술 (mammography)을 시행하도록 권고하고 있다.

유방 자가검진은 매월 생리 후 유방이 가장 부드러운 3~5일 사 이가 좋다. 거울을 보고 유방의 대칭성, 피부의 변화, 유두의 함몰 이나 습진 등을 관찰하고, 촉진시는 2, 3, 4번째 손가락의 앞부분으 로 유두를 중심으로 하여 달팽이 모양으로 돌리며 유방 전체와 겨 드랑이까지 만져보면 좋다. 또한 손가락으로 부드럽게 유두를 짜서

유방 자가검진 방법

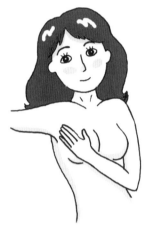

▲ 유두를 중심으로 유방 전체와 겨드랑이 까지 만져본다.

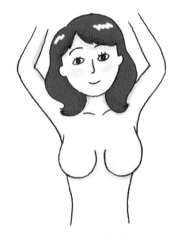

▲ 거울을 보고 유방의 대칭성, 피부의 변화, 유두의 함몰 등을 관찰한다.

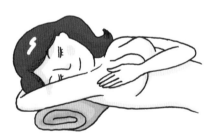

▲ 유두를 짜서 분비물이나 혈액이 나오는지 확인한다.

분비물이나 혈액이 나오는지도 확인해본다. 국가암정보센터(www. cancer.go.kr)에서 '내가 알고 싶은 암 → 암의 종류 → 유방암 → 진단 방법' 섹션을 참고하면 동영상을 포함하여 상세한 내용이 나와 있으니 꼭 한번 살펴보도록 하자.

유방암의 기본적 치료는 수술이다. 조기에 발견한 경우 유방보존술을 시행하고, 보존술을 시행하기에는 위험부담이 큰 경우 유방절제술(mastectomy)을 시행한다. 유방보존술 후에는 방사선 치료를 추가하여 완치율을 더욱 높이며, 조기 유방암의 경우 유방보존술과 방사선 치료의 병합 치료는 완전절제술과 완치율이 비슷하다. 병의 진행 상태와 환자의 전신 상태 등을 고려하여 호르몬 치료와 항암제 치료를 추가하기도 한다.

유방암은 유전적 요인 이외에도 출산 및 수유경험, 방사선 노출, 고지방식, 비만, 흡연 및 음주 등의 다양한 요소가 원인으로 알려져 있다. 금연과 절주를 하고 충분한 운동을 하여 비만을 예방하고, 가능하면 30세 이전에 첫 출산을 하고 모유수유를 하면 위험을 낮출 수 있다.

□ ■

여성암 발병 2위, 갑상선암

갑상선암은 국내 여성암 발병 순위 2위이며 30~40대의 젊은 연령층에서도 많이 발병하는 특징이 있다. 다른 암과 달리 유발요인으로 알려진 것은 많지 않으며 확실히 입증된 것은 방사선 노출(특히 어릴 때의 노출)과 유전적 요인 정도다. 갑상선암 초기에는 대개 증상이 없지만, 암이 진행되면서 성대의 신경을 침범해 목이 쉬거나 기관지나 식도 등을 압박하여 숨이 차거나 연하(삼키기) 곤란 등의 증상이 나타날 수도 있다.

갑상선암의 주된 치료는 수술인데 다른 암과는 달리 예후가 매우 좋다. 타 장기로 전이를 한 경우에도 방사성요오드로 치료가 가능해 완치율이 매우 높다. 우리나라의 갑상선암은 90% 이상이 예후가 좋은 아형인 유두암(papillary cancer) 혹은 여포암(follicular cancer)이며, 수술 후 요오드 치료 등을 받으면 90% 이상의 환자들이 10년 이상 장기 생존한다.

방사성요오드 치료는 일반적인 항암제 치료의 부작용(탈모, 구역질 등)이 발생하지 않고 치료 1년 뒤부터는 임신 및 출산도 가능하다. 갑상선 수술 후에는 신체의 필수 호르몬인 갑상선호르몬이 생성되지 않으므로 호르몬제를 복용해야 한다(갑상선호르몬이 부족하면 대사기능이 저하되어 추위를 잘 타고 쉽게 피로를 느끼며 몸이 붓고 체중이 증가하는 등의 증상이 생긴다).

갑상선암은 앞서 이야기했듯이 명확한 원인인자가 밝혀지지 않았으므로 추천되는 예방법이 뚜렷하게 존재하지 않는다. 다만, 여

러 가지 이유로 머리나 목 주변에 방사선 치료를 받았거나 가족 중
갑상선암 환자가 있는 경우(특히 여포암의 경우 유전 가능성이 높다)에
는 특별히 유의할 필요가 있겠다.

노년 남성의 고민, 전립선암

전립선은 방광 밑, 직장 앞에 있는 알밤만 한 크기의 생식기관이
다. 전립선암은 인종에 따라 발생하는 빈도가 다르며 서구권, 특히
흑인에게 많이 발병한다. 우리나라를 포함한 동아시아인은 발병률
이 가장 낮은 인종에 속하지만, 육식 및 고지방식을 즐기는 식습관
과 조기 진단의 증가 등으로 인해 발병률이 높아지고 있는 추세다.

전립선암은 전형적인 노인형 암으로 나이에 비례하여 발병률이
증가하며, 65세 이상이 전체 환자의 3분의 2를 차지한다. 2018년 통
계에서 우리나라의 전립선암 환자 연령대를 보면 70대가 41.9%로
가장 높고, 60대가 34.4%로 뒤를 이었다.

전립선암은 대부분 초기에는 증상이 없으나 진행하면서 소변이
잘 나오지 않고 줄기가 가늘어지는 등의 배뇨증상이 발생한다. 전
립선암은 암 중에서 병의 진행이 상당히 느린 편에 속하며, 전이
되지 않은 경우 수술, 방사선 치료, 호르몬 치료 등을 병행하게 된
다. 또한 고령에 발병한 일부 조기 전립선암의 경우에 치료를 했을

때와 하지 않았을 때의 전립선암에 의한 사망률 차이가 거의 없다는 연구결과가 있어 치료하지 않고 정기적인 검진만을 하며 관찰하기도 한다.

전립선암은 식이조절과 운동에 의해 예방이 가능하다. 붉은 육류 등 고지방식이는 전립선암의 위험을 높이므로 덜 먹는 것이 좋고, 비만 또한 위험인자이므로 식이조절과 운동을 통해 적정 체중을 유지하는 것이 도움이 된다. 채소 섭취는 전립선암을 예방하는 데 효과가 있는데, 특히 배추과 채소(브로콜리, 콜리플라워, 양배추, 배추, 무 등), 콩류 등이 전립선암 예방에 효과가 있는 것으로 나타났다. 최근의 연구에서는 커피 음용도 전립선암의 위험을 낮출 수 있다는 보고가 있었다.

건강한 성생활이 필수, 자궁경부암

자궁암은 발생 부위에 따라 체부에 발생하는 경우 자궁체부암, 자궁목(자궁의 아래 끝이 질로 이어지는 부위)에 생기는 경우 자궁경부암이라 하는데, 일반적으로 우리나라에서 '자궁암'이라 하면 자궁경부암을 가리키는 경우가 많다. 자궁경부암은 비교적 젊은 나이(30세 전후부터 발생하여 50세에 정점에 이른다)에도 생길 수 있으며, 서구에 비해 남미 · 아프리카 · 아시아 지역에서 빈도가 높게 발생한다.

자궁경부암은 인유두종바이러스(Human papilloma virus, HPV)와 관련이 있는데 자궁경부암 환자의 99% 이상에서 HPV 감염이 발견된다. 조기 성경험이 있거나 성교 대상자가 많은 경우 HPV 감염 위험이 높아진다. 절제된 성생활을 하거나 콘돔을 사용하는 것이 예방에 도움이 되며, 흡연 또한 위험률을 높이므로 피하는 것이 좋다.

초기에는 증상이 없는 경우도 많다. 성교 후 약간의 질 출혈이 흔하며 추후 암이 진행되면서 출혈량이 늘어나기도 한다. 분비물이 나오거나 악취가 동반되기도 하며 암이 주변 장기를 침범하게 되면 혈뇨, 항문 출혈, 체중감소, 요통 등의 증상이 동반될 수 있다.

자궁경부암 예방주사는 인유두종바이러스의 주된 아형(subtype) 두 가지를 예방하며, 전체 자궁경부암의 약 70%를 예방한다. 하지만 100% 예방하지는 못하므로 접종 후에도 정기적인 검진이 필요하다. 예방접종의 가장 이상적인 시기는 첫 성 접촉 전인데, 우리나라에서의 최적 접종연령은 문화적 차이를 고려하여 서구권보다 조금 늦은 15~17세를 권장하고 있다.

조기 자궁경부암은 수술 혹은 방사선 치료를 통해 완치를 기대할 수 있다. 완치율은 차이가 없으므로 환자의 나이, 체력적 요인 및 임신 희망 여부 등에 의해 치료법을 결정할 수 있다(방사선 치료는 임신을 원하는 경우 대개 시행하지 않는다). 중기 이후의 환자들은 항암제 치료를 동반하여 방사선 치료를 시행하고, 전이가 된 경우는 고식적(증상완화나 삶의 질 향상을 위한 목적)으로 항암제 치료를 할 수 있다.

자궁경부암을 예방할 수 있는 식이요법 등에 대해서는 알려진 바가 많지 않으므로 성생활을 주의해서 하고 금연하며 정기적인 검진을 하는 것이 무엇보다 중요하다.

□ ■

췌장암 및 담낭, 담도암

담낭, 담도와 췌장은 상복부의 간 아래와 십이지장 주변에 위치하는 소화기관이다. 복부 깊숙이 자리하고 있는 이들 기관의 암은 초기에 증상이 거의 없고 위암이나 대장암처럼 조기발견 방법이 확립되어 있지 않아 발병시 치료가 어려운 경우가 많다. 따라서 유병률에 비해 사망률이 매우 높은 편이다.

담낭암의 위험인자로 알려진 것은 담석, 담낭염, 췌담관 합류 이상, 간흡충 감염 등이 있으며 비만, 당뇨 등과 관련이 있다는 연구 결과도 있다. 담도암의 위험인자로는 만성염증이나 감염, 간경화나 바이러스성 간염 등이 알려져 있으나 원인을 찾을 수 없는 경우도 많다. 췌장암의 경우 흡연, 고지방식이나 당뇨, 일부 유전 질환 등과 관련이 있다고 알려져 있다.

담낭, 담도암이나 췌장암의 경우 완치를 위한 유일한 방법은 수술이다. 하지만 암이 진단되었을 때는 이미 상당히 진행된 경우가 많으며, 수술 시도만 가능한 경우조차도 30~40% 미만으로 높지 않다(이들 암의 5년 생존율은 10%를 넘기기 어렵다).

이들 암을 예방하기 위한 생활수칙으로는 금연을 실시하고 과일과 채소의 섭취를 늘리고 규칙적인 운동을 하며 고지방식을 피하여 당뇨나 비만에 걸리지 않도록 해야 한다. 간흡충증의 예방을 위해서는 익히지 않은 민물고기의 생식을 피하는 것이 좋다.

□ ▮

암 예방을 위한 정기검진과 금연

이 책에서는 암 예방에 도움이 될 것으로 기대되는 음식이나 기호품들을 주로 다루고 있다. 하지만 암 예방에 있어서 가장 선행되어야 할 것은 정기검진과 금연이다. 식이요법이나 다른 생활습관의 교정은 이를 잘 시행한 뒤에 논해야 할 것이다.

다음에 첨부한 7대 암 검진 프로그램은 우리나라 국민이 받아야 하는 최소한의 보편적 프로그램으로서 전문가들의 의견을 모아 국가에서 만든 안내지침이다. 이에 해당되는 사람은 의료기관을 방문하여 정기적으로 건강검진을 하는 것이 좋다. 또한 우리나라에서는 국가암관리사업의 일환으로 소득이 적은 사람도 검진을 받을 수 있도록 지원 프로그램이 우수하게 운영되고 있다. 이를 잘 활용해 건강을 잃는 일이 없도록 하자.

▼ 7대 암 검진 권고안

암의 종류	검진대상	검진방법	검진주기
위암	만 40세 이상의 남 · 여	위내시경	2년
간암	만 40세 이상의 남 · 여 중 간암 발생 고위험군*	간초음파 + 혈청알파태아단백검사	6개월
폐암	만 54세 이상 74세 이하의 남 · 여 중 폐암 발생 고위험군**	저선량 흉부 CT	2년
대장암	만 50세 이상의 남 · 여	분변잠혈검사	1년
유방암	만 40세 이상의 여성	유방촬영술	2년
자궁경부암	만 20세 이상의 여성	자궁경부세포도말검사	2년

* 간경변증, B형 간염항원 양성, C형 간염항체 양성, B형 또는 C형 간염 바이러스에 의한 만성 간질환 환자

** '폐암 발생 고위험군'이란 30갑년(하루 평균 담배소비량(갑) x 흡연 기간(년)) 이상의 흡연력(吸煙歷)을 가진 현재 흡연자와 폐암 검진의 필요성이 높아 보건복지부장관이 정하여 고시하는 사람을 말한다(검진 대상자는 공단에서 송부한 무료 암 검진 대상자임을 증명하는 대상자 표지와 신분증(건강보험증 또는 의료급여증)을 지참하고 암 검진기관을 방문하면 된다).

3
암 치료의 종류

현대 의학의 3대 암 치료법은 수술, 방사선, 항암제다(세 가지 치료법 이외에 조혈모세포이식, 면역요법, 온열요법 등이 사용될 수 있으나 사용되는 빈도나 중요도로 볼 때 가장 주된 치료법은 앞의 세 가지라고 할 수 있다).

암의 종류에 따라 치료법은 천차만별이므로 짧은 글로 모든 내용을 설명할 수는 없다. 이번 장에서는 암의 치료법 중 생소한 개념을 설명하는 것에 중점을 두겠다.

□ ■
수술

일반인에게 가장 널리 알려져 있고 우리나라 사람들에게 정신적 의존도가 큰 치료법이다(수술, 방사선, 항암제 등 여러 항암요법을 경험한 환자들도 자신을 집도해준 외과의에게 심적으로 가장 의지하는 경향이 있다).

조기 암의 경우에는 암 병소 자체만 제거하기도 하고 주변부를 포함해 잘라내기도 한다. 임파절 전이가 있거나 임파절 전이의 가능성이 높은 경우에는 병소 주변의 임파절을 곽청(긁어냄)하기도 한다. 더 진행되거나 이미 전이를 한 암의 경우에도 상황에 따라 증상을 완화시키기 위해 수술을 시행하기도 한다.

수술의 부작용은 출혈, 상처의 감염, 발열, 폐렴, 림프부종 등 상황에 따라 다양하다. 수술로 인한 출혈 때문에 수혈을 받는 경우도 있고, 드물지만 수술 후에 다시 수술 부위에 출혈이 발생하여 수혈을 받거나 응급으로 재수술을 시행하는 경우도 있다.

수술 부위는 감염에 취약하므로 병원에서 지시받은 대로 퇴원 후에도 청결하게 관리하고 자극을 피해야 한다. 수술 부위에 붉은 발적이 생기거나 통증이나 가려움증 혹은 몸 전체에 열이 나는 등의 증상이 있는 경우에는 병원을 내원하는 것이 좋다.

수술 후 통증 등으로 인해 숨을 크게 쉬기 어려워 폐가 눌리는 것을 무기폐라 하는데 호흡곤란이나 폐렴으로 이어질 수 있다. 따라서 수술 후에는 심호흡을 하고 체력이 가능하다면 걷는 것을 빨리 시작하며, 가래가 낀 경우 기침을 하고 뱉어내야 한다.

복부를 수술한 경우 장이 꼬이거나 눌어붙어 피가 안 통하고 심하면 썩을 수도 있는 증상을 장유착이라고 한다. 이때 환자는 배가 아프거나 불러올 수 있고 방귀가 나오지 않고 구역질이 나고 토하는 등의 증상이 생길 수 있다. 수술 후 이런 증상이 발생했다면 담당의에게 알려야 하며, 걷기를 빨리 시작하여 장 운동을 정상화시키는 것이 수술 부작용을 예방하는 데 도움이 된다.

림프부종은 주로 유방암이나 자궁경부암 수술의 경우에 팔·다리로 이어지는 림프절과 관을 절제하면서 림프액이 잘 순환되지 못해 생기는 증상이다. 팔·다리가 붓는 증상이 가장 흔하고, 심해지면 근육이나 신경에 이상이 생기기도 한다. 유방암의 경우 수술 받은 쪽의 팔 혹은 자궁암 등의 경우 수술 후 다리가 부으면 담당의와 상의하는 것이 좋고 채혈, 주사, 무거운 물건 들기, 혈압 재기 등 부담이 될 수 있는 행위는 붓지 않은 쪽의 팔로 하는 것이 좋다. 또한 림프부종이 생긴 부위는 다치지 않도록 조심하고 너무 뜨겁거나 차가운 물로 자극하는 것도 피해야 한다.

□ ▥

항암제

흔히 '항암 치료한다' '항암한다'라고 이야기하는데 이것은 항암제를 사용한다는 의미다. 영어로는 'Chemotherapy(화학적 치료)'인데, 이 단어의 어원을 따서 '항암화학치료'라고 하기도 한다.

대부분의 항암제는 빠르게 증식하고 분열하는 세포를 죽이도록 만들어져 있다. 따라서 정상세포 중에도 빠르게 증식하는 성향이 있는 세포 역시 암세포만큼은 아니지만 손상을 받게 된다. 구강 혹은 위장의 상피 세포, 머리카락 세포, 혈액세포, 정자나 난자 등의 생식세포 등이 주로 영향을 받는다. 따라서 항암요법 후에는 빈혈이 오고 면역력이 감소하고 입안이 헐고 머리카락이 빠지고 소화기능에 장애가 생기는 등의 증상이 나타날 수 있다(드라마나 영화 등에 나오는 암 환자는 이런 항암제 치료의 부작용을 경험하는 모습인 경우가 많다).

최근에 많은 관심을 받고 있는 표적치료제의 경우 암세포가 특징적으로 가지고 있는 분자를 표적으로 하여 정상세포의 손상과 부작용을 최소화한다는 장점이 있다. 다만, 표적이 되는 특정 표적인자가 나타나는 환자에게만 효과를 보인다는 점과 상대적으로 높은 치료비용 등이 단점으로 지적된다.

항암제는 일부 암(림프종, 백혈병, 고환암 등)에서 완치의 목적으로 단독 사용되기도 하지만, 대개는 수술이나 방사선 치료와 함께 병행 사용된다. 진행되거나 전이된 암에서는 수명연장과 삶의 질을 위해 고식적 목적(통증을 경감하고 수명을 연장하고 삶의 질을 높이는 목적)으로 사용되는 경우가 많다.

항암제를 주로 취급하고 치료하는 곳은 '종양내과'이며, 대학병원이나 대형 종합병원에서 내과의 한 분과로 있다. 수술을 하는 외과나 방사선 치료를 하는 방사선종양학과에 비해서 말기의 암 환자들을 가까이에서 진료하는 경우가 많으므로 호스피스의 역할을 많이 한다.

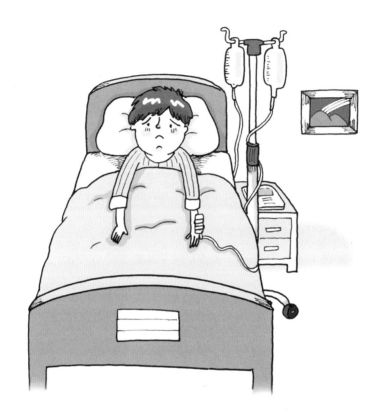

▲ 흔히 '항암 치료한다' '항암한다'고 이야기하는데 이것은 항암제를 사용한다는 의미다. 항암제는 일부 암에서 완치 목적으로 단독 사용되기도 하지만 대개는 수술이나 방사선 치료와 함께 병행 사용된다.

□ ■

방사선 치료

방사선 치료는 암의 3대 치료 중 가장 덜 알려져 있고 생소하며 부작용 등으로 인해 사람들이 가장 두려워하는 치료기도 하다.

방사선 치료는 우리가 흔히 생각하는 것처럼 몸 전체에 방사선을 쬐는 것이 아니라 암이 있는 곳과 침범될 가능성이 높은 곳만을 최소화하여 방사선을 쬐게 된다. 이때 쓰는 방사선의 에너지는 많은 양이지만 방사선종양학 전문의들은 암세포를 사멸할 수 있도록 고에너지의 방사선을 암에 집중시키며, 중요한 인체의 장기는 피해가도록 세심한 주의를 기울인다.

물론 방사선은 몸에 쬐지 않는 것이 가장 좋다. 하지만 고에너지 방사선 치료의 힘은 강력하다. 자궁경부암, 전립선암, 항문암, 조기 폐암, 두경부암 등 다양한 암에서 방사선 치료는 수술과 비슷한 수준의 완치율을 보여준다(칼을 대고 잘라내는 것과 완치율에 차이가 없다는 것은 놀라운 일이다). 또한 치료 중에 일상생활이 가능하고 아무런 통증이 없다는 것이 방사선 치료의 가장 큰 장점이다.

방사선은 암세포의 DNA를 공격하여 사멸을 유도하는데, 암세포에 방사선을 조사하는 과정에서 정상세포도 어느 정도는 방사선에 의한 손상을 받을 수밖에 없다(암세포로 방사선이 들어가기 위해서는 암세포를 둘러싸고 있는 정상 장기와 세포를 통과해야 한다). 한편 방

46

사선은 전신 치료가 아니므로 방사선을 조사받은 부위에만 국한되어 부작용이 발생한다. 가령 폐암으로 흉부 치료를 받은 사람에게 머리가 빠진다거나 설사를 하는 등의 부작용은 나타나지 않는다.

흔한 부작용으로는 두경부 치료를 받고 침샘 분비가 줄어 입이 마르거나, 뇌전이 혹은 뇌암 치료를 받고 머리카락이 빠지거나, 자궁암이나 직장암 등으로 골반부 치료를 받고 대장이 자극되어 설사를 하는 경우 등이 있다. 방사선 치료의 양에 따라 치료 받는 부위의 피부에도 발적을 동반한 피부염이 생길 수 있다. 방사선 치료의 부작용은 대체로 시간이 지나며 회복되지만 부작용이 심한 경우 치료 전과 같이 회복되지 못하는 수도 있다.

최근에는 세기조절 방사선 치료, 토모 치료, 양성자 치료 등 물리학적 첨단기술을 활용하는 치료기들이 많이 활용되고 있다. 이들 치료기는 첨단기술을 이용하여 암세포에 더욱 방사선을 집중하고 정상 장기가 방사선으로 인해 손상받는 것을 최소화하는 것이 목표다.

방사선 치료는 단독으로 완치적 목적을 위해 사용되기도 하지만 수술 전후에 보조적 목적으로 사용하기도 하고 항암제 치료와 병행하여 사용하기도 한다. 또한 전이된 암으로 인한 통증이나 폐색 등의 증상을 경감하기 위해 고식적 목적으로 사용되기도 한다.

그 밖의 치료법

그 외의 치료로는 주로 백혈병이나 림프종 등의 혈액암(비정상적인 혈액세포가 과증식하는 암)에 사용되는 조혈모세포이식(강력한 항암제나 방사선 치료로 비정상 혈액세포를 생성하는 기존 조혈모세포를 파괴한 뒤 새로운 조혈모세포를 이식하여 정상적인 혈액세포의 생성을 기대하는 치료), 암이 있는 부위에 열을 가하는 온열요법(주로 방사선 치료 등 주 치료의 효과를 높이는 목적으로 사용된다), 면역반응을 증가시킬 수 있는 물질이나 세포를 괴사시킬 수 있는 인자 등을 활용하여 암을 치료하는 면역요법 등이 있다.

오해 속의 공포, 방사선 치료

방사선 치료는 항암제, 수술과 더불어 3대 암 치료 방법 중 하나며, 미국의 통계기준에 따르면 모든 암 환자의 60% 정도가 경험하는 주요 치료법이다. 그럼에도 불구하고 많은 사람들이 방사선에 대한 막연한 오해와 공포 때문에 이에 대해 알거나 말하기를 두려워하고, 그래서 충분히 알려지지 않은 점이나 오해도 많다.

필자는 방사선종양학과 전문의로서 전반적인 항암 치료에 대해서 연구하지만 가장 주된 전공은 방사선을 이용한 항암 치료다. 지금부터 방사선 치료에 대한 오해와 궁금한 점들을 질의응답 형식으로 풀어서 독자들이 오해를 풀고 쉽게 이해할 수 있도록 하겠다.

Q

방사선 치료를 하면
암이 낫나요?

방사선은 무색 · 무취 · 무통이다. 그러니까 치료를 받는 도중이나 치료를 받고 나서도 아무런 느낌이 없다. 치료 과정 또한 누워서 10분 정도 가만히 있는 것이 전부다. 그러다 보니 방사선 치료를 해서 암세포가 없어지는 것 자체에 대해서도 의문을 품는 사람이 많다(비유적으로 이야기하면 '선탠(suntan)'같은 느낌이랄까).

방사선은 인류가 발견한 가장 강력한 항암제다. 몇몇 암종의 치료에서는 방사선 치료를 성공적으로 수행할 경우 암과 주변을 직접 도려내는 수술과 유사하거나 같은 수준의 완치율을 얻을 수 있다. 방사선 치료로 수술과 유사한 수준의 완치율을 보이는 암으로는 자궁경부암, 전립선암, 항문암, 두경부암, 일부 폐암이나 간암, 뇌암 등이 있다. 이렇게 높은 완치율을 보이면서 수술로 인한 합병증을 감소시킬 수 있다는 것이 방사선 치료의 가장 큰 장점이며, 방사선 치료의 적응증은 점차 확대되어가고 있는 추세다.

Q
방사선 치료는

어떤 경우에 하나요?　　　　　　방사선 치료의 목적은 크게 세 가지로 나눌 수 있다. 첫 번째로 완치를 목적으로 하는 경우가 있고, 두 번째로 수술 후 보조적 치료로 하는 경우, 마지막으로 완치가 아니라 증상완화를 위한 고식적 치료를 하는 경우가 있겠다.

첫 번째, 완치를 목적으로 방사선 치료를 하는 경우다. 방사선 치료만 단독으로 시행하는 경우도 있고, 항암제와 함께 치료하여 그 효과를 더욱 높이는 경우도 있다. 자궁경부암, 전립선암, 항문암 등의 경우 방사선 치료 혹은 동시화학 치료(방사선과 항암제를 같이 사용하는 것)를 통해 수술과 유사한 완치율을 얻으면서 수술로 인한 부작용을 줄일 수 있다는 것이 연구를 통해 이미 알려져 널리 사용되고 있다.

한편 수술보다 완치율은 높지 않을 수 있지만 수술을 하기 어려운 경우에는 후속책으로 방사선 치료를 하기도 한다. 환자의 나이가 너무 고령이거나 다른 질병이 있어 수술을 견디기 어려운 경우에 수술 대신 방사선 치료를 시행하기도 하고, 암이 있는 부위가 중요한 혈관이나 장기와 너무 가까이에 있어 수술이 어려운 경우 방사선 치료를 시행하기도 한다.

두 번째는 수술 후 보조적 치료로 방사선 치료를 하는 경우다. 실제로 방사선종양학과 외래에서 진료를 하다 보면 가장 많이 접하게 되는 환자는 유방암 환자의 수술 후 방사선 치료다. 유방암의 경우 과거에는 유방전절제술을 하는 것이 치료의 표준이었으나, 최근에는 유방보존술(암종 주변을 절제하고 상황에 따라 임파절을 절제하고 유방은 살려두는 시술)을 시행한 뒤 유방과 겨드랑이 임파절에 방사선 치료를 시행하는 것이 유방전절제술과 비교해 같은 완치율을 보이는 것으로 알려졌다. 그 외 수술 후 혹은 수술 전 보조적으로 방사선 치료를 많이 시행하는 암으로는 직장암, 두경부암, 자궁내막암, 담도암 등이 있다.

마지막으로 방사선 치료는 진행된 암 환자의 증상완화를 위해 시행되기도 한다. 암이 척추에 전이되어 척수를 압박하는 경우 또는 기관지 주변에 전이되어 호흡시 공기의 흐름을 막는 경우에는 방사선 치료를 통해 이들 종양의 크기를 줄여 증상을 줄일 수 있다. 또한 뼈 전이로 인해 통증이 심하거나 골절의 우려가 있는 경우 방사선 치료를 통해서 이런 위험을 낮출 수 있다. 뇌 전이가 있는 경우에도 신경장애 등 위험한 증상을 발생시킬 수 있으므로 방사선 치료를 하게 된다.

Q

방사선 치료를 하면

아프거나 불편한가요?   앞서도 말했지만 방사선 치료

는 무통 · 무취 · 무색이다. 방사선 자체가 아무런 색이나 향취 등이

없으며, 방사선이 몸을 투과하여 암을 치료하는 동안 환자는 아무

런 통증이나 증상을 느끼지 못한다. 따라서 방사선 치료는 수술과

달리 대개 입원치료를 필요로 하지 않는다. 대부분의 경우 환자들

은 두 달 전후를 외래로 통원하면서 치료를 받게 되고, 접수를 포함

한 준비과정을 제외하면 실제 치료시간은 하루에 약 10분 이내다.

Q

방사선 치료를 하면

머리카락이 빠지나요?   방사선 치료는 항암제와 달리

국소적으로 부작용을 일으킨다. 방사선 치료를 받은 경우 치료의

부작용은 치료를 받는 범위 안에서만 발생하며, 대개 치료를 받은

부위의 피부가 햇볕에 탄 것처럼 약간 검붉게 변하게 된다. 같은

맥락에서 머리를 치료한 경우가 아니라면 머리카락이 빠지지는 않

는다.

 머리를 직접 치료하는 경우는 뇌암 혹은 뇌전이암의 경우에 한한

다. 따라서 그 이외의 폐암, 간암, 위암, 대장암, 자궁암, 전립선암,

항문암, 유방암 등을 치료할 때는 머리카락이 빠지지 않는다. 혹시 이런 암을 치료하는데 머리카락이 빠진다면 그것은 함께 사용하는 항암제 때문일 가능성이 있다.

Q
방사선 치료를 하면 침이 마르고
입안이 헌다는데요

방사선 치료의 주된 적응증 중 하나로 두경부암(편도암, 비인강암, 인후두암 등)이 있다. 두경부에는 중요한 호흡기관과 혈관이 위치하고, 수술을 할 경우 미용적으로 큰 부작용이 있을 수 있으므로 방사선 치료가 수술에 비해 유리한 면이 있다.

반면, 귀 밑에서 턱 뒤쪽으로 이어지는 부위 주변에 침샘이라는 기관이 있는데, 두경부암을 방사선으로 치료하는 경우 이 침샘이 방사선에 의해 영향을 받을 수 있다. 침샘은 방사선에 비교적 취약한 기관이라 두경부암 치료 후 침이 잘 나오지 않게 될 수 있다. 이 증상은 치료 후 수년이 지나도 원래만큼 회복이 잘 되지 않기도 한다.

사실 정상적으로 침이 분비되는 사람은 침이 나오지 않으면 어떤 문제가 생길지 상상하기가 쉽지 않을 것이다. 침이 제대로 분비되지 않으면 입안이 헐기 쉽고 이가 잘 세척되지 않으며, 음식물이

이 사이에 끼기 쉬워서 충치도 쉽게 발생한다. 음식의 맛을 제대로 느끼기도 어렵다.

또한 침샘뿐 아니라 입안의 세포(구강상피세포)들도 방사선에 비교적 취약하여 두경부암 치료 등에서 구강이 방사선의 영향을 받는 경우 입안이 헐기도 한다. 구강세포는 본래 활발한 생장을 하는 세포다. 늘 음식을 먹고 자극에 노출되어 있다 보니 까지거나 상하는 일이 많고 이로 인해 빠른 생장을 필요로 한다. 따라서 빠르게 생장하는 암을 사멸하는 것을 목표로 하는 방사선 치료(항암제 치료도 유사한 부작용을 일으킬 수 있다)가 구강세포에 손상을 줄 수 있는 것이다.

근래에는 IMRT, TOMO, 양성자 치료 등 첨단기술을 동원한 방사선 치료가 개발되어 침샘을 포함한 중요한 장기를 피해 암을 치료하는 기술이 빠르게 적용되고 있다. 이들 첨단기술의 적용을 통해 방사선 치료의 부작용으로 고통받는 사람들이 줄어들기를 기대해본다.

Q
방사선 치료는 비싼가요? IMRT, TOMO,
양성자 치료 등은 무엇인가요?　　방사선 치료의 가격은 병원마다 다르고 비싼지를 판단하는 기준도 주관적이므로 한마디로 말하기는 어렵다.

IMRT, TOMO, 양성자 치료 등은 방사선 치료의 새로운 기술 이름들이다. 이들 기술의 목표는 모두 암과 암이 퍼질 수 있는 임파절 등에 충분한 방사선을 주면서 기존의 치료법보다 정상인 주요 장기에 조사되는 방사선을 줄여 부작용을 최소화하고자 하는 것이다.

이들 기술은 비교적 최근에 개발되었으며 불과 얼마 전까지도 보험 처리가 되지 않아 환자 부담금이 무척 큰 편이었다(천만 원 이상). 아마도 방사선 치료가 비싸다는 인식은 이들 신치료 때문인 것 같다. 그러나 최근 들어 이들 치료의 중요성이 인정되어 의료보험의 수혜대상이 되면서 환자 본인 부담금이 대폭 줄어들게 되었다. 첨단치료의 보급으로 많은 환자들이 부작용의 피해 없이 건강을 회복할 수 있기를 기대해본다.

Q
방사선 치료시 주변 사람에게
방사능을 내뿜나요?

먼저 방사선과 방사능이라는 단어부터 정리해보자. 방사능이란 쉽게 말해 방사선을 뿜어낼 수 있는 능력이다(방사능의 사전적 정의 ; 불안정한 원소(라듐 등 방사성물질)의 원자핵이 스스로 붕괴하며 내부로부터 방사선을 방출하는 일이나 성질). 단위도 달라서 방사능의 단위로는 벡커렐, 퀴리 등이 있고,

방사선의 단위로는 그레이, 라드, 시버트 등이 있다. 따라서 '방사능을 내뿜는다'는 것은 말이 안 되고, 정확히 말하면 '방사선을 방사할 수 있는가'라고 물어야 한다.

그리고 일반적으로 방사선종양학과에서 시행하는 방사선 치료 중에 사용되는 X선은 치료 후 체내에 남아 있지 않으므로 주변 사람들에게 방사선을 방사할 수 없다. 다만, 핵의학과에서 주로 시행하는 갑상선암의 동위원소치료 등에서는 체내에 방사능 물질을 주입하기 때문에 치료 후 일정 기간 동안 방사선을 방사할 수 있다. 따라서 이 경우에는 주변 사람들과 며칠간 떨어져 있는 것이 좋다. 이것에 대해서는 동위원소 치료를 받을 때 핵의학과나 담당 주치의에게 정확히 설명을 듣는 것이 좋다.

Q
방사선 치료의 부작용은 무엇인가요?

구역질, 탈모 등 전신적으로 부작용이 나타나는 항암제 치료와 달리 방사선 치료의 부작용은 치료를 받은 부위에 국한되어 발생한다. 따라서 치료를 받고 있는 부위에 어떤 장기가 있는지에 따라 부작용의 양태가 달라진다.

앞서 설명한 것처럼 뇌암이나 뇌전이암으로 인해 두부(頭部)를 치료하는 경우 방사선 치료의 부작용으로 탈모가 올 수 있다. 두경부암(구강암, 인두암, 후두암 등을 포함한다)을 치료하는 경우에는 침마름이나 입안이 허는 증상이 생길 수 있다. 폐암이나 종격동암 등으로 흉부를 치료하는 경우에는 식도염, 방사선폐렴 등이 발생할 수 있고, 자궁암이나 직장암 등을 치료하는 경우에는 설사나 항문출혈 등의 증상이 생길 수 있다.

또한 치료를 받는 부위의 피부는 치료를 시작하고 약 2주 후 정도부터 붉게 변하며, 치료가 진행될수록 색이 더 어두워지거나 가렵고 피부의 껍질이 벗겨지기도 한다.

방사선 치료의 부작용은 치료 중 혹은 치료 후 얼마 안 되어 발생하는 급성 부작용과 치료 후 수 주에서 수년까지 발생 가능한 만성 부작용이 있다. 급성 부작용은 그 회복도 수 주 이내로 빠른 편이나, 만성 부작용은 회복에 시간이 걸리고 회복되더라도 치료 이전 수준으로 회복이 잘 되지 않는 경우도 있다.

위에 언급한 방사선 치료의 부작용들은 치료 경험이 누적되고 첨단 치료기술이 발달하면서 근래에 들어 그 빈도가 크게 감소하였다.

Q
방사선 치료의 장·단점은 무엇인가요?

의료진이 특별한 설명 없이 치

료방법을 선택하던 과거와 달리 최근 일부 병원에서는 의료진이 환자나 보호자들과 암 치료 방법을 함께 선택하기도 한다. 특히 수술과 방사선 치료는 치료 목표가 유사하여 동일한 암에 대해서 둘 다 가능한 선택지가 되는 경우가 있다. 이런 경우 환자의 상황을 잘 아는 의료진과 협의하여 결정하는 것이 기본이라 할 수 있다. 또한 수술보다 상대적으로 일반인에게 덜 알려진 방사선 치료의 장·단점에 대해 알아두면 결정하는 데 도움이 될 수 있겠다.

방사선 치료는 수술과 달리 치료를 위해 별도의 입원이나 회복기간이 필요 없고, 치료 중에도 외래로 통원하며 일상생활이 가능하다. 수술로 인한 통증이나 부작용(골반부의 암수술시 발생할 수 있는 요실금 등) 또한 적다. 따라서 건강이 좋지 않거나 고령 환자의 경우 좋은 치료방법이다. 의료진의 입장에서 방사선 치료의 또 다른 장점은 주요한 신경이나 혈관 등 수술적으로 접근하기 어려운 암의 경우에도 쉽게 치료할 수 있다는 것이다.

반면 단점으로는 우리나라의 의료체계에서는 방사선 치료가 수술보다 치료비가 비쌀 수 있다. 또한 수술을 하게 되면 육안으로 암이 확인 가능하고 조직검사를 통해 암의 상태를 상세히 알 수 있으나 방사선 치료만으로는 이것을 확인하기가 어렵다. 마지막으로 방사선 치료를 골반부에 하게 될 경우 가임기의 남성이나 여성의 경우 불임이 될 수 있으므로 이런 경우에는 수술을 우선적 치료로 선택하게 된다.

충분한 연구를 통해 수술과 방사선의 치료 결과에 차이가 없는 것으로 밝혀진 경우에는 현재 방사선 치료가 완치를 위한 표준 치료로 되어 있다(대표적인 것으로 자궁경부암, 항문암, 일부 두경부암 등이 있다). 전립선암 등 표준 치료에 있어서 아직까지 논란이 있는 경우도 있으므로 상황에 따라 담당 의료진과 상의하여 결정하면 된다.

1장이 끝났다. 앞의 내용은 상식으로 기억해두면 암과 관련된 이야기를 할 때 그리고 앞으로의 내용을 이해할 때 큰 도움이 될 것이다. 2장부터는 일상생활과 좀 더 관련이 깊은 내용이므로 한층 편안하게 읽을 수 있을 것이다. 다음은 1장의 내용을 정리한 것이다.

- 암 예방에 있어 가장 중요한 것은 금연과 정기검진이다. 어떤 식약재도 이를 대체할 수 없다.
- 금연, 식습관과 생활습관 교정으로 모든 암의 3분의 2를 예방할 수 있다.
- 이미 암 진단을 받았다면 반드시 담당의와 상의하여 먼저 치료를 받고, 추후에 식약재나 보조제 등의 복용을 고려해야 한다.
- '암'은 전이할 수 있는 종양인 '악성종양'을 의미하며, 주축이 되는 치료에는 수술, 방사선, 항암제 등이 있다.
- 한국인의 암 사망률은 폐 · 간 · 위 · 대장암 등이 상위를 차지한다.
- 폐암 예방에는 금연이 필수적이며, 간염 보균자의 경우는 정기검진을 잘 받아야 한다.
- 위 · 대장암은 식습관에 영향을 많이 받는다(붉은 육류, 고지방, 짠 음식을 지양하고, 채소와 과일 및 섬유질이 풍부한 음식을 섭취하는 것이 좋다).
- 정기검진을 잘 받으면 암이 생기더라도 조기에 발견되어 예후가 좋다.

- 유방암은 검진이 중요하며 자가검진도 가능하다. 자가검진법을 숙지하고 금연, 절주, 운동으로 예방하자.
- 갑상선암은 국내 여성암 발병률 2위이며 완치율이 높다. 다만 원인인자가 잘 알려져 있지 않다.
- 전립선암은 노인에게 잘 생기며, 고지방 식이를 줄이고 채소를 섭취하는 것이 도움이 된다.
- 자궁경부암을 예방하기 위해 예방접종이 추천되며, 절제된 성생활을 하고 콘돔을 사용하는 것이 좋다. 주기적인 검진 또한 필수다.
- 췌장 · 담낭 · 담도암은 경과가 좋지 않은 편이다. 금연 및 일반적 암 예방 식생활(과일, 채소의 섭취를 늘리고 운동을 하여 비만 예방)이 추천된다.
- 3대 암 치료법은 수술, 항암제, 방사선이다.
- 수술은 암 병소 자체만 제거하거나 임파절 전이의 여부에 따라 주변 임파절을 곽청한다.
- 수술은 완치를 목적으로 시행하거나 이미 전이된 경우 증상완화를 위해 시행하기도 한다.
- 수술의 부작용으로는 출혈, 림프부종, 상처감염, 폐렴 등이 있다.
- 항암제는 완치 목적으로 수술이나 방사선 치료와 병합하여 사용하거나, 진행된 암의 경우 증상완화 및 수명연장을 위해 사용된다.
- 정상세포 중 빠르게 증식하는 성향의 세포(머리카락, 구강상피, 위장상피, 혈액, 생식세포 등)들이 항암제에 의해 영향을 잘 받는다.
- 방사선 치료는 암이 있는 곳과 침범 가능성이 높은 곳에 국한하여 사용한다.
- 방사선 치료의 부작용은 조사받은 부위에 국한되어 발생하며 두경부 치료

후 입마름, 뇌암 치료 후 탈모, 자궁 및 직장암 치료 후 설사 등이 흔한 부작용이다.

- 토모 치료, 세기조절 치료, 양성자 치료 등은 첨단기술을 활용해 암세포에 방사선을 집중하고 정상세포의 부작용을 최소화한다.
- 방사선은 강력한 항암제이며 많은 암에서 수술과 유사한 완치율을 보인다.
- 방사선 치료는 통증이 없고 외래로 통원하여 치료 가능하며 주변 사람들에게 방사선을 내뿜시 않는나.

2장
암과
음식

암과
음식

최근에는 의학기술의 발달, 조기검진의 보편화 등으로 암에 걸리고도 긴 투병의 기간을 보내는 사람들이 많다. 그 투병 과정에서 남은 가족들은 재정적·감정적으로 많은 아픔을 경험한다. 또한 방사선과 약물을 포함한 항암 치료라는 것이 우리 몸의 세포 중 하나인 암세포를 공격하는 과정에서 건강한 세포들도 많이 다치게 한다. 그로 인해 겪는 정신적·육체적 고통 또한 무척 크다.

필자는 암 환자를 일선에서 치료하는 의사다. 유방암, 간암, 폐암, 대장암 등 거의 모든 종류의 암을 진료한다. 의사 일을 시작한지 얼마 안 되었던 시절에 외래에서 40대의 젊은 유방암 환자를 만난 적이 있다. 환자는 내게 앞으로 무엇을 먹고 무엇을 피해야 하는지 물어보았다. 나는 일반적으로 의사들이 이야기하듯 특정 음식에

치우치거나 음식을 가리지 말고 영양부족이 되지 않도록 골고루 먹
으라고 이야기하였다. 그러나 환자는 좀 더 구체적인 식생활 지침
을 원하였다. 그래서 진료 모니터를 환자가 보이도록 돌린 뒤 함께
검색하며 이것저것 필요한 정보를 찾아보았던 기억이 난다.

암을 어떻게 치료해야 할지, 약이나 방사선, 수술에 대해서는 무
수히 많은 정보가 쌓여 있고 또한 빠르게 업데이트되고 있다. 반면
음식이나 생활습관이 암의 발생에 어떤 영향을 미치는지에 대해서
는 그간 학문적 관심이 부족했고, 일선 의사들에게조차 그 내용이
충분히 알려지지 않았다.

물론 개별적인 음식이나 생활습관 하나하나가 암 발생에 미치는
영향은 크지 않을 수 있다. 그러나 식습관이나 생활습관을 인생 전
반에 걸쳐 다듬고 교정하며, 그러한 변화의 혜택을 모두 합친다면
노력하지 않은 사람에 비해 훨씬 더 암으로부터 안전한 삶을 영위
할 수 있을 것이다.

미국국립암협회지의 보고에 따르면 암의 원인으로는 흡연이 약
30%, 유전이나 음주 · 환경오염 등이 약 30%를 차지하고, 음식이
차지하는 비중이 약 35%라고 한다. 여러 가지 식습관과 생활습관
이 모여 암 유발 원인의 거의 3분의 1을 차지하는 셈이다. 흡연은
우리가 통제할 수 있는 요인이라고 생각할 때, 음식과 생활습관만
잘 교정한다면 암을 유발하는 원인의 3분의 2를 제거할 수 있다. 금

연, 음식, 생활습관 이 세 가지만 잘 관리해도 말이다.

필자가 이 글을 쓰게 된 계기는 정보의 홍수 속에서 신뢰할 만한 정보를 정돈하여 내가 먼저 건강한 삶을 꿈꾸고, 그 정보가 주변 사람들에게도 도움이 되길 바라기 때문이다. 언론의 스포트라이트를 받는 약초나 약재들, 기존의 발상을 뒤집는 혁신적인 암 극복기들도 많지만 우리 곁에 늘 있어왔던 건강한 음식을 꾸준히 즐겨 먹는 습관을 들이는 것 또한 중요하다. 알고 보면 이런 음식이 비싼 영양제나 약품보다 더욱 이로울지도 모른다.

1
김치의 두 얼굴

필자는 어느 날 친구와 함께 설렁탕을 먹다가 친구로부터 '왜 김치를 먹지 않느냐, 몸 생각을 해야 한다'는 핀잔을 들었다. 김치는 명실상부 한국을 대표하는 음식이다. 또한 '건강식'이라는 인식 면에서도 단연 상위권일 것이다. 필자를 포함해 많은 사람들이 어려서부터 김치는 '건강에 좋은 음식'이라고 듣고 자라왔다. 고기와 소시지 반찬에 정신이 팔려 있으면 부모님은 꼭 김치 한 쪽을 숟가락 위에 올려주시곤 했으니까.

환자들은 종종 '암에 좋은 음식'에 대해 묻는다. 암에 좋은 음식에 관한 정보는 장마철 홍수처럼 넘쳐난다. 모두가 각자의 이유를 들며 자신이 만드는 음식이 몸에 좋다고 이야기하기 때문이다. 그 중에서도 늘 우리의 식단 한켠을 차지하고 있는 '김치'에 대해 지금부터 이야기해보자.

□ ■

김치의 신화, 어디까지 믿어야 할까?

한국인은 대개 '한식이 건강에 좋다'는 인식을 가지고 있다. 사실 한식은 지방이 적고 채소를 많이 섭취한다는 면에서 우수한 식단이다. 이런 면을 더욱 부각시켜 미국 등 해외에서도 '한식의 건강함'을 마케팅하고 있다. 외국에 진출한 한국 음식 브랜드는 대부분 'Healthy(건강한)'를 경쟁력으로 내세우고 있으며, 그 중심이 되는 음식으로 김치가 있다.

그런데 김치는 짜다. 김치 한 조각에 밥을 한 숟씩 크게 떠먹어야 할 정도로 짜다. 또한 그 짠맛에 강렬한 매운맛이 더해져 입과 위장을 자극한다. 이 때문에 암 환자를 주로 보는 의사로서 흔히 건강에 좋은 음식으로 알려진 김치를 권하기에 망설여질 때가 있다. 발표된 연구들을 훑어보며 김치와 건강, 특히 암과 어떤 관계가 있는지 살펴보자.

김치의 주재료인 배추, 무 등은 배추과 식물(cruciferous vegetable)에 속한다. 콜리플라워, 브로콜리, 양배추 등 서양식 샐러드에 주로 활용되는 녹색채소 또한 이에 속한다. 유럽이나 미국 등 서구 사회에서 배추과 식물의 유익성은 널리 알려져 있다. 또한 배추과 식물은 비타민 C, 셀레늄, 섬유질 등 암을 예방하는 효과가 기대되는 성분을 다량 함유하고 있다.

서구 사회에서는 배추과 식물의 항암효과에 대해 지난 수십 년간 다양한 연구가 이루어져왔다. 배추과 식물의 섭취는 위암, 폐암, 유방암, 식도암, 두경부암 등의 위험도를 낮춘다는 보고들이 있었고, 특히 구강암, 성대암, 식도암과의 관련성에 대한 연구에서 좋은 결과를 보였다(위험도 감소의 정도는 10~30% 정도로 다양하다). 또한 김치에 빠지지 않고 들어가는 마늘이나 파 등의 식품군도 위암 등의 발암률을 낮출 수 있을 것으로 기대된다.

그런데 김치가 암을 포함해 건강에 유익한지 의문을 품게 되는 가장 큰 이유는 바로 '짜기' 때문일 것이다. 한국인의 식단에서 나트륨 공급원의 1위를 차지하는 음식이 바로 김치다. 김치는 한국인이 식사로 섭취하는 전체 염분 공급량의 약 30%를 차지한다. 배추김치 100g(약 10조각)은 약 1,000mg의 나트륨을 포함하고 있으며, 이는 세계보건기구(WHO)가 권장하는 1일 나트륨 섭취량의 약 절반에 가까운 수치다.

나트륨은 주로 위암의 발병과 관계있는 것으로 여겨지며, 이에 대한 대부분의 연구에서 소금 섭취 증가가 위암의 위험을 증가시키는 것으로 보고됐다. 세계암연구재단과 미국암협회가 발표한 보고서에 따르면 여러 연구들을 취합한 결과 나트륨 섭취량이 1일 1g 증가할 때마다 위암 위험률이 8%가량 증가한다는 보고가 있었다. 뿐만 아니라 다량의 소금 섭취는 위 내벽을 손상시키고, 한국인에게 감염률이 높은 헬리코박터 파일로리(H. pylori)와 상호작용해 위암 발생의 위험을 높일 수 있다는 학설이 제시되고 있다.

 김치의 강한 매운맛은 암 발생과 관계가 있을까? 몇몇 연구에서는 매운 고추의 섭취가 위암 발병과 관계가 있다고 주장하기도 하나, 일각에서는 고추의 매운맛을 내는 캡사이신(capsacin)이 위암을 예방한다고 주장하기도 하는 등 아직 결론이 정립되지 않은 상태다. 그러나 지나치게 강한 매운맛은 위장을 자극해 위염 등을 일으킬 수 있다.

 국내의 일부 연구에서는 김치 섭취량과 몇몇 암과의 관계를 직접적으로 다루고 있기도 하다. 하지만 그 결과의 일관성이 부족하고, 연구 규모가 크지 않아 아직까지 신뢰할 만한 결과를 얻기에는 부족함이 있다.

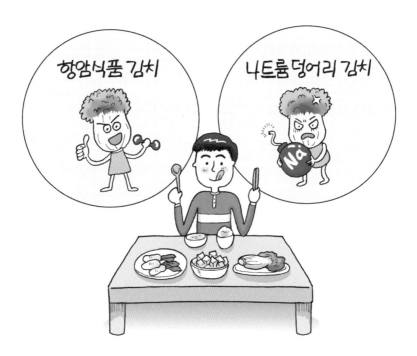

▲ 김치는 짜다. 그 짠맛에 강렬한 매운맛이 더해져 입과 위장을 자극한다. 이 때문에 암 환자를 주로 보는 의사로서 흔히 건강에 좋은 음식으로 알려진 김치를 권하기에 망설여질 때가 있다.

김치, 건강하게 먹는 방법

국가암정보센터(www.cancer.go.kr)에서는 소금에 절인 음식의 예로 젓갈류와 김치를 들며, 짠 음식을 좋아하는 사람에게 위암의 발병률이 높을 수 있음을 이야기한다. 반면 김치에는 암 예방에 도움이 되는 식이섬유, 유산균 및 여러 영양소가 풍부하게 함유되었다고 소개하기도 한다.

김치는 한국 음식의 상징이라고 할 수 있을 만큼 중요한 음식이다. 그래서인지 김치가 건강에 미치는 영향력은 다소 과대평가된 것이 사실이다. 물론 앞서 이야기했듯이 김치는 항암에 도움이 되는 것으로 알려진 배추과 채소 및 마늘, 파 등을 재료로 사용하며, 건강에 유익한 섬유질과 비타민, 파이토케미컬(식물이 가지고 있는 고유의 화합물질로서 항암효과가 있는 성분이 많다)의 공급원이기도 하다.

그러나 지나친 염분의 섭취나 캡사이신에 의한 위장 자극은 한편으로 독이 될 수 있으므로 배추를 절이거나 양념하는 과정에서 되도록 짜지 않게 만들어 먹는 것이 바람직하다. 또한 김치를 지나치게 많이 먹음으로써 과다하게 염분을 섭취하지 않도록 주의할 필요가 있다(국가암정보센터에서 권유하는 바도 이와 같다).

2

마늘, 한국인의 자존심

마늘은 한국인의 음식에 가장 많이 들어가는 재료이자 양념이다. 나물부터 고기류까지 마늘이 빠지면 제대로 맛이 나는 것이 없다. 한국인이라면 마늘 특유의 깊은 매운맛과 향이 음식을 타고 온몸에 퍼져야 제대로 된 한 끼를 먹은 것 같은 느낌이 든다. 이처럼 모든 음식에 친숙한 마늘이기에 서양권 국가에서는 한국인을 포함한 일부 동양인들에게서 '마늘 냄새 난다'고 우스갯소리를 하기도 한다.

건강에 관한 관심이 높아지고 식품과 암의 관계에 대한 연구가 활발히 이루어지면서 마늘은 일약 스타 식품이 되었다. 마늘은 2002년 미국 주간지 《타임》이 선정한 건강식품에 이름을 올렸고, 미국 국립암연구소에서는 암 예방 효과가 있는 48가지 식품 중에서 첫 번째로 마늘을 선정했다.

마늘은 아주 오래전부터 그 효과를 인정받아 식용 혹은 약의 용도로 사용되어왔다. 기원전 이집트에서도 마늘을 암과 질병의 치료를 위해 사용했다는 기록이 있으며, 항균효과가 있는 것으로 알려져 1, 2차 세계대전 당시 항생제의 용도로 쓰이기도 했다. 동양의 학서인 《본초강목》이나 《동의보감》에도 마늘의 다양한 효용이 소개되고 있어 오랫동안 우리나라와 주변 국가에서도 약용으로 활용되었음을 알 수 있다.

이처럼 오랜 기간 건강에 유익한 것으로 여겨져온 마늘은 현대 의학계에서 암을 예방하는 데 있어서 얼마나 효과를 인정받고 있을까. 지금부터 암과 마늘의 관계에 대해 살펴보자.

□ ▥
매운 향만큼 강력한 마늘의 항암효과

마늘은 파속식물(allium vegetables)에 속하며 이에 해당되는 식품으로는 마늘, 양파, 파 등이 있다. 최근의 대규모 메타분석 연구에 따르면, 파속식물의 섭취는 특히 위암의 발병률을 크게 낮추는 것으로 보고되었다. 그중에서도 특히 마늘의 섭취는 전립선암과 식도암의 발병률을 낮추는 데에도 효과가 있었으며, 암의 예방뿐 아니라 혈중 콜레스테롤 수치를 낮추는 효과가 있어 고지혈증 환자들의 질환 개선에 상당한 도움을 주기도 하였다. 또한, 두 개의 코호트 연구(일정 규모 이상의 인구를 어느 정도 기간을 두고 관찰한 뒤 분석하는 연구)에서 파속식물 섭취를 하루 100g 늘릴 경우 위암 발병 위험률이 45% 감소했다는 결과가 있었다. 27개의 환자-대조군 연구(연구가 용이하나 코호트 연구에 비해 신뢰도는 부족하다)에서도 20개의 연구에서 파속식물 섭취의 위암 예방 효과가 보고되었다.

동물실험에서도 마늘의 유익성은 여러 차례 보고되었다. 마늘 추출액은 헬리코박터균에 의한 위축성 위염(추후 위암을 유발할 수 있는 병변이다)을 감소시켰고, 대장암 · 피부암 · 폐암 · 식도암 등 다양한 암의 생장을 저해하는 효과가 있었다.

　그렇다면 마늘의 어떤 성분이 이런 강력한 항암효과를 나타내는 걸까? 마늘에는 여러 유익한 성분이 포함되어 있지만 그중 가장 많이 연구된 것은 알리신(Allicin)이다. 알리신은 그 전구체인 알린(Allin)이 효소인 알리네이즈(Allinase)와 결합하면서 만들어지는데, 주로 껍질을 까거나 마늘을 잘게 부수는 과정에서 만들어진다(알리신과 그 화합물은 마늘의 특징적인 매운 냄새를 내는 성분이며, 여러 연구에서 항균 및 항암효과가 있는 것으로 알려졌다. 또한 알리신은 본래 마늘이 해충을 쫓기 위해 갖고 있는 천연 방어성분이기도 하다).

□ ■

마늘을 더욱 건강하게 먹으려면

　알리네이즈는 열에 약하므로 껍질을 까지 않고 마늘을 삶거나 가열하는 조리법은 알리네이즈를 파괴하여 알리신의 생성을 방해할 수 있다. 따라서 미국암협회와 세계암연구재단의 보고서에서는 마늘 조리시 마늘을 까거나 잘게 부수어놓은 뒤 15~20분 정도 기다리며 알리신과 그 황화합물이 생성되도록 하여 가열조리시 유익한 성분의 손실을 최소화하는 방법을 추천한다.

한국인의 마늘 섭취량은 다른 나라에 비해 매우 높은 편이다. 또한 마늘뿐 아니라 다른 파속식물(파, 양파 등)의 섭취량도 많은 편이다. 따라서 보충제를 섭취하거나 억지로 생마늘을 섭취하려 하는 등의 시도보다는 현재의 식이습관을 유지하며 마늘이나 파 등 유익한 파속식물을 충분히 섭취하는 것이 좋겠다. 특히 매운 생마늘을 과량 섭취하는 경우 위장장애 등을 일으킬 수 있으므로 주의해야 한다(국가암정보센터의 질의 및 답변에서도 생으로 마늘을 먹는 것보다는 익혀 먹는 것을 추천하고 있다).

흔히 먹는 반찬이나 찌개류 등에 마늘이나 양파 등을 충분히 넣어 조리하는 것도 좋고, 기름진 고기 등을 먹을 때 파나 양파 등을 곁들이는 것도 도움이 되겠다. 이는 음식의 풍미를 더할 뿐 아니라 식물성 섬유질의 섭취를 늘려 변비와 비만 예방에도 도움이 된다. 국가암정보센터에서는 나트륨 섭취를 줄일 수 있는 방법으로 짠맛을 내는 소금이나 양념 대신 마늘, 생강, 양파 등으로 맛을 내는 것을 추천하기도 한다. 요리에 참조하면 도움이 될 수 있겠다.

마늘은 우리나라의 건국 설화에도 등장하는 만큼 오랜 기간 우리의 식탁에서 음식의 맛을 더하고 건강을 지켜왔다. 매운 냄새가 좀 나면 어떤가. 우리는 마늘과 파가 풍성히 들어간 우리네 음식에 한층 자부심을 가져도 좋을 것이다.

여성에게 콩을 추천하는 이유

　우리나라 사람들에게는 '고기는 몸에 나쁘다' 혹은 '고기를 많이 먹으면 살이 찐다'는 인식이 있다. 실제로 붉은 육류는 암과 관련 있는 것으로 생각되며, 특히 직화나 고온 조리의 경우 발암물질이 생성된다(최근 WHO에서 붉은 육류와 가공육을 발암물질로 분류하여 이슈가 된 일이 있다. 붉은 육류와 가공육의 발암 가능성은 사실 꽤 오래전부터 학계에 알려져 있던 이야기다). 또한 삼겹살 등 지방 함량이 높은 고기의 경우 과량 섭취 시 비만의 원인이 될 수 있다.

　그래서인지 여성의 경우 거의 채식주의자에 가까울 정도로 육류 섭취를 피하는 사람들이 있다. 나이가 들고 식욕이 줄어들면서 이런 성향은 더 심해진다. 그런데 단백질 섭취가 적고 운동량이 부족한 여성은 소위 '마른 비만'이 될 가능성이 높다. 이들은 비만인구와 유사하게 성인병에 잘 걸리고 근력이 약하여 근골격계 통증에 취약하다.

　그런 의미에서 콩이나 콩으로 만든 음식, 두부 등을 여성들에게 추천하고 싶다. 두부는 훌륭한 단백질 공급원이다. 두부 한 모(약 400g)에는 단백질이 약 32g 포함되어 있어 두부 한 모를 먹으면 1일 성인 단백질 섭취 권장량의 절반 정도를 섭취할 수 있다(한국의 1일

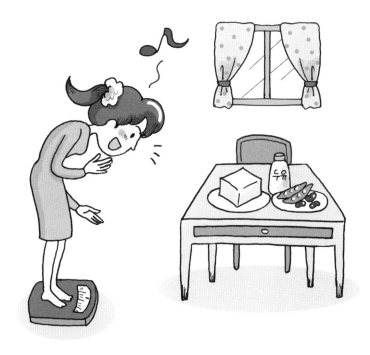

▲ 단백질 섭취가 적고 운동량이 부족한 여성은 소위 '마른 비만'이 될 가능성이 높다. 이들은 성인병에 잘 걸리고 근골격계 통증에 취약하다. 그런 의미에서 여성들에게 콩이나 콩으로 만든 음식을 권한다.

성인 단백질 섭취 권장량 : 남성 약 70g, 여성 약 55g).

콩 섭취와 암에 관한 연구결과를 살펴보자. 콩이나 콩으로 만든 음식을 많이 섭취한 군은 유방암 발병률이 29% 감소했다는 보고가 있다. 폐암에 관한 연구에서는 콩이나 콩 음식을 많이 섭취한 군에서 발병률이 37% 감소하였다. 콩에 들어 있는 '이소플라본'이라는 성분이 여성호르몬인 에스트로겐의 작용을 방해하여 유방암이나 폐암의 발암을 저해하는 것으로 생각된다.

어식백세(漁食百歲)의 꿈

생선은 우리나라를 포함한 아시아권 및 바다와 접한 많은 나라에서 주요한 단백질 공급원이다. 흔히 접할 수 있는 고등어, 조기, 참치 등의 단백질 함량은 100g당 20g 전후로 돼지고기, 소고기의 단백질 함량과 비슷한 수준이다.

생선의 섭취가 암을 예방하는지에 대해서는 명확히 이야기하기 어렵다. 붉은 육류처럼 위해가 있을 것으로 보이지는 않으나 항암효과가 있다고 뚜렷하게 이야기하기에는 지금까지의 연구결과들을 고려해볼 때 조심스러운 것이 사실이다.

2012년에 발표된 한 메타분석에서는 생선을 많이 섭취한 인구집단의 경우 대장·직장암이 대조군에 비해 12%가량 감소한 것으로 나타났다. 2014년에 발표된 폐암과의 관계를 연구한 메타분석에서는 생선을 많이 섭취한 인구군에서 대조군에 비해 폐암 발병률이 21% 정도 감소했다는 결과를 보여준 바 있다. 2018년 세계암연구재단, 미국암협회의 보고서에서는 생선 섭취를 대장암이나 간암의 예방과 관련하여 3등급의 항암요소(관련성이 있는 것으로 보이나 명확한 결론을 위해서 추가적 연구가 필요함)로 분류하였다.

□ ■
건강한 단백질 식단을 위하여

두부나 두유처럼 가공되지 않은 콩류의 음식들은 이소플라본이 풍부하여, 2018년의 세계암연구재단 보고서에서는 폐암을 예방할 수 있는 3등급 항암물질로 분류되고 있다. 또한 콩류 음식의 섭취가 유방암이나 전립선암의 재발이나 발병 위험을 높인다는 것은 잘못된 상식이며, 유방암의 경우 오히려 콩류 음식을 많이 섭취한 인구군에서 발병률이나 재발률이 낮아진다고 보고되고 있다(이소플라본이 여성호르몬과 구조가 비슷한 단백질이기는 하나, 신체에서 작용하는 방식은 다르기 때문이다).

앞서 언급한 연구 중 폐암과 콩류 섭취와의 상관관계를 살핀 연구결과를 보면 콩을 많이 섭취하여 폐암이 감소한 군의 이소플라본 섭취량은 하루 약 40mg이었다. 이것은 대략 두부 200g, 두유 400cc

정도에 해당되는 양이다. 필자는 두유, 두부, 콩 등의 식품을 풍부하게 섭취하기를 권장하며, 실제로 식탁에 빼놓지 않고 올리기 위해 노력하고 있다.

생선 섭취 또한 항암효과가 기대되는 건강한 식습관이다. 더욱 건강하게 섭취하기 위해서는 튀기거나 직화, 숯불 등으로 굽는 조리법보다는 찌거나 조림으로 만드는 것이 좋고(생선을 직화로 굽거나 고열 조리하는 과정에서 육류를 조리할 때와 같은 발암물질(HCAs, PAHs 등)이 나올 수 있다), 소금으로 절인 염장생선류는 비강암 등을 유발한다는 보고가 있으므로 염장된 생선류는 피하는 것이 좋겠다.

주변에서 건강을 챙긴다며 식물성 음식을 지나치게 고집하여 체력의 부족을 경험하는 경우를 많이 본다. 식물성 단백질이나 생선 섭취를 통해 더욱 건강하고 활기찬 상태를 유지하고, 여기에 정기적인 운동을 곁들인다면 금상첨화일 것이다(운동 또한 세계암연구재단 보고서에서 분류한 1등급 항암요소다. 이에 대해서는 추후에 다루도록 하겠다).

몸에 좋다는 잡곡밥, 암도 줄일까?

건강에 대한 관심이 증가하면서 우리가 늘 먹는 쌀에도 웰빙 바람이 불고 있다. 과거 부의 상징이었던 희고 윤기가 흐르는 쌀밥은 높은 GI지수(음식을 먹은 뒤 혈당치가 올라가는 속도를 나타낸 지표로 당뇨 및 비만과 관계가 있다)를 가진 '탄수화물 덩어리'로 비난을 받고 있다.

쌀과 보리 같은 곡식은 겉껍질을 벗긴 뒤 도정 과정(곡식에서 쌀겨와 배아를 제거하고 배유만을 남겨두는 것)을 거쳐 우리가 아는 흰 쌀 혹은 보리로 만들어지는데 근래에는 겉껍질만 벗기고 도정하지 않은 현미나 잡곡밥이 건강에 좋은 음식으로 주목받고 있다. 쌀뿐 아니라 도정을 거치지 않아 영양소 손실이 적은 통밀을 사용한 통밀빵 또한 제과점의 인기품목이다. 도정이나 제분 과정 이전의 곡류를 지칭하는 '전곡류(whole grain)'에는 과연 어떤 유익한 효과가 있을까?

□ ■

전곡류와 암

겉껍질을 벗겨낸 쌀이나 밀 등은 다음과 같은 구성으로 이루어져

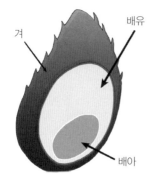

곡물의 구조

도정이나 제분을 거치면 겨와 배아가 제거
되고 배유만 남게 된다. 배유와 겨까지 남아
있는 곡식을 '전곡류(whole grain)'라 한다.

있다. 낟알의 겉껍질을 벗겨낸 뒤 도정 혹은 제분 과정에서 속껍질
인 겨(bran)와 배아(germ)가 제거된다. 그리고 흰쌀 혹은 흰 밀가루
의 주요 구성성분인 배유(endosperm)만이 남게 되는데, 배유에는 탄
수화물 이외에 다른 영양소는 거의 없다. 도정이나 제분 과정에서
제거되는 겨나 배아에는 섬유질이 풍부하며 비타민 B, 셀레늄 등의
영양소나 폴리페놀, 사포닌 등 다양한 식물성 화합물(phytochemical)
이 들어 있다.

현미나 보리, 수수, 조 등을 이용한 잡곡밥의 경우 밥 한 공기에
들어 있는 식이섬유소의 함량은 도정된 흰 쌀밥보다 세 배가량 많
다. 국제암연구재단의 최근 보고에서는 이들 전곡류를 고섬유질 음
식으로 분류하여 대장, 직장암의 예방에 강력한 근거(strong evidence)
가 있다고 보고하고 있다.

2011년에 발표된 한 메타분석(여러 연구를 통합하여 하는 분석)에서

는 전곡류를 많이 섭취하는 경우 섭취가 적은 대조군에 비해 대장암은 약 18%, 직장암은 약 20%가량 발병이 감소했다고 보고했다. 다른 분석에서는 전곡류를 하루 90g 이상 섭취하는 경우 대장·직장암 발병률이 17%가량 감소한다고 보고했다.

일부 연구자들은 전곡류 섭취가 유방암 위험까지도 감소시킬 수 있다고 주장한다. 전곡류에 들어 있는 섬유질이나 식물성호르몬 등의 섭취로 인해 유방암 발병을 낮출 수 있다는 것이다. 그러나 일부 연구자들은 관련이 없다고 주장하고 있어 아직까지 이에 대해 언급하는 것은 조심스럽다.

□ ■

전곡류의 다른 효능들

전곡류 섭취는 대표적인 성인병인 심장질환과 중풍, 당뇨병의 발병 위험을 낮춘다. 한 메타분석에서는 전곡류를 많이 섭취한 군이 그렇지 않은 군에 비해 심혈관계 질환 발병률이 21% 낮았다고 보고했다. 2012년 발표된 한 연구에서는 전곡류를 많이 섭취한 군이 대조군에 비해 제 2형 당뇨병 발병률이 26%가량 낮았다고 보고했다.

뿐만 아니라 장기 추적 연구에서 전곡류를 많이 섭취한 인구군은 그렇지 않은 군에 비해 체중감소 효과가 있었고, 전체적인 사망률을 비교했을 때도 전곡류를 많이 섭취한 군은 대조군에 비해 사망률이 낮았다.

전곡류, 어떻게 먹어야 할까

미국의 영양 가이드라인에서는 하루 약 2,000cal를 섭취하는 성인의 경우 100g 정도의 전곡류를 섭취하도록 권장하고 있으며, 하루 섭취하는 전체 곡류 200g의 약 절반을 전곡류로 섭취하도록 추천하고 있다.

전곡류에는 건강에 유익한 폴리페놀, 사포닌 등 식물성 화합물과 다양한 영양성분이 들어 있으나 현재까지 암과 성인병 등의 예방에 가장 크게 기여할 것이라고 알려진 성분은 식이섬유다. 각 곡류별로 포함된 섬유질의 양을 나열하면 다음과 같다.

종류	% fiber	16g당 섬유질의 양
보리	17.3%	2.8g
쌀	3.5%	0.6g
밀	12%	2g
조	8.5%	1.4g
수수	6.3%	1g
귀리	10.6%	1.7g
호밀	15.1%	2.4g

▲ 곡류별로 포함된 섬유질의 양

우리나라에는 아직까지 전곡류 섭취에 대한 권장량이나 가이드라인은 없으나 대장암을 예방하고 심장질환, 당뇨 등에 미치는 유익한 영향을 고려할 때 전곡류 섭취는 권장할 만하다. 도정미보다는 현미(도정하지 않은 쌀)를 혼용하거나 섬유질이 풍부한 보리, 조, 수수 등을 섞어 잡곡밥을 먹는 것도 좋다. 빵을 즐겨 먹는 사람이라면 도정한 밀보다는 통밀이나 호밀 등으로 만든 빵을 먹는 것도 권장할 만하다.

제철과일과 항암효과

2018년 세계암연구재단의 보고서에 의하면 과일의 섭취는 구강, 성대, 식도 등의 암을 예방할 수 있는 2등급 항암물질, 폐나 위암의 예방과 관련 있는 3등급 항암물질로 분류되어 있다. 일부 과일은 섬유질이 풍부하여 대장암을 예방하는 데도 효과가 있는 것으로 알려져 있다.

최근에는 라이코펜이나 리스베라트롤 등 다양한 종류의 파이토케미컬과 비타민이 항암효과가 있는 것으로 알려져 주목을 받았다. 그렇다면 이러한 성분이 있는 과일을 따로 챙겨 먹거나 이들 성분이 농축되어 있는 보충제를 섭취하면 더 효과가 있을까? 현재까지 알려진 과일과 암의 관계를 살펴보자.

□ ■
대장암을 예방하는 섬유질 공급원

섬유질을 다량 섭취하면 대장암을 예방할 수 있다는 것은 이미 오래전부터 알려진 의학적 상식이다. 섬유질이 대변을 연하게 만들어 대변의 통과를 빠르게 하여 대변이 대장에 미치는 악영향을 줄여준다는 것이다. 섬유질이 풍부한 음식은 대장암을 예방할 수 있는 2등급 항암물질로 분류된다.

그런데 최근 일부 연구에서는 섬유질 섭취가 대장암 예방에 효과가 없다는 결과도 보고되고 있다. 하지만 섬유질 섭취로 인해 암 발생이 늘어난다는 연구결과는 드물 뿐 아니라 섬유질 섭취는 암 이외에도 심장질환이나 당뇨 예방에도 좋으므로 과일과 채소를 즐겨 섭취하는 것은 건강한 생활습관이라 할 수 있겠다.

유럽인들 50만여 명을 대상으로 한 연구에서는 섬유질을 많이 섭취한 인구군에서 대장암이 42%나 감소한 것으로 보고되었다. 또한 최근에 발표된 메타분석에서는 하루 10g의 섬유질을 섭취할 경우 대장암 발병률이 10%씩 낮아진다고 보고하였다.

사과나 배는 껍질과 함께 먹을 경우 1개에 5g 정도의 섬유질을 함유하고 있어 하루 권장량의 10% 이상을 섭취할 수 있다. 그 외에 섬유질이 풍부한 것으로 알려진 과일로는 딸기, 자두, 오렌지, 블루베리 등이 있다.

□ ▓

파이토케미컬의 허와 실

암과 건강에 대한 관심이 높아지면서 최근 과일이나 채소에 포함되어 있는 물질인 파이토케미컬이 주목을 받고 있다. 파이토케미컬은 식물을 뜻하는 '파이토(phyto-)'와 화학물질인 '케미컬(-chemical)'의 합성어로서 식물이 가지고 있는 고유의 화학물질을 의미한다. 이들 중 일부는 동물 연구나 실험실 연구에서 항암효과가 있는 것으로 대중에게 널리 알려졌다. 대표적인 것으로는 토마토나 수박에 들어 있는 라이코펜(lycopene), 포도나 포도주에 들어 있는 것으로 생각되는 리스베라트롤(resveratrol) 등이 있다.

항산화 효과와 함께 암세포 생장을 막을 수 있을 것으로 많은 기대를 받은 라이코펜은 붉은색을 띠는 과일인 토마토나 수박 등에 주로 함유되어 있다. 라이코펜과 암 발병과의 임상적 연구는 라이코펜 자체보다는 주로 토마토 소비량과 관련해서 이루어졌는데 대개의 연구에서 암에 유익한 효과가 있었으며, 특히 전립선 · 폐 · 위암 등을 감소시키는 데 효과가 있었다. 그러나 현재까지의 연구를 종합해볼 때 이러한 항암효과는 라이코펜 자체만의 것이 아니라 토마토에 함유된 비타민이나 포타슘 혹은 알려지지 않은 다양한 성분과의 복합적 효과로 만들어진 것으로 보인다.

포도에 많이 함유되어 있다고 알려진 리스베라트롤 또한 실험실 연구에서 항암효과가 있는 것으로 알려졌고 심장질환 등에도 유익할 것으로 기대되었다. 그러나 여러 연구들을 살펴볼 때 이 또한 그 성분 자체보다는 포도에 들어 있는 다양한 성분들과 복합적으로 작용할 때 유익한 효과를 낼 것으로 생각된다(와인의 경우는 알코올 자체가 암 위험을 높이는 경향이 있으므로 암 예방을 위해 마시는 것은 추천하지 않는다).

실제로 위에서 언급한 항암효과가 있을 것으로 생각되는 파이토케미컬이나 비타민 등을 식품이 아닌 보조제로 섭취한 경우에는 과일이나 채소 섭취에서 기대했던 것만큼의 항암효과가 나타나지 않았으며, 일부 연구에서는 오히려 역효과가 나타나기도 했다.

□ ■

보충제보다는 신선한 제철과일

과일을 섭취하는 것은 분명히 암 예방에 도움이 되지만 어떤 특정 성분이 항암효과를 만드는지는 아직까지 알려지지 않았다. 리스베라트롤이나 라이코펜을 포함한 여러 파이토케미컬이나 비타민 등은 그 자체만으로 작용하는 것이 아니라 과일이나 채소 안의 알려지지 않은 여러 성분과 함께 작용하는 것으로 보인다. 따라서 특정 성분에 집착하여 보충제를 먹거나 편식하기보다는 다양한 과일을 골고루 섭취하는 것이 좋다. 또한 통조림이나 주스의 경우 가공 과정에서 섬유질이 줄어들고 오래 보관하는 과정에서 비타민 등이 파괴될 수 있으므로 되도록 과일 그대로 먹거나 신선하게 짜낸 주스를 마시는 게 좋다.

세계암연구재단에서는 과일과 비전분성채소(시금치, 상추, 배추, 브로콜리 등. 감자나 고구마 등은 전분성 채소에 들어간다)를 하루 최소 400g 이상 섭취하도록 권장하고 있으며, 가급적이면 다양한 색깔을 가진 과일과 채소를 먹도록 권장하고 있다. 다양한 색깔은 건강에 좋은 성분을 다양하게 섭취할 수 있다는 것을 의미한다. 따라서 아래 분류된 다섯 가지 색깔의 과일과 채소 중 세 가지 이상을 먹을 수 있도록 식단을 짜면 더욱 좋다. 선명한 색상을 가진 과일이나 채소는 파이토케미컬이 풍부하다는 것을 의미하므로 이들을 고를 때 참조하면 도움이 될 것이다.

청색 – 가지, 블루베리, 포도, 자두 등
흰색 – 마늘, 무, 양파, 콩나물, 도라지, 배 등
적색 – 토마토, 수박, 강낭콩, 붉은 양배추, 붉은 양파, 딸기 등

황색 – 당근, 호박, 귤, 레몬, 살구, 복숭아, 오렌지, 키위, 파인
애플 등
녹색 – 상추, 시금치, 배추, 양배추, 콜리플라워, 케일 등

과일은 후식으로 먹는 경향이 있는데 과일에도 열량이 포함되어
있으므로 식후 과일을 섭취할 때는 식사량을 조절하는 것이 좋겠
다. 당뇨 환자의 경우 과당은 혈당에 영향을 미칠 수 있으므로 담당
의와 상의하여 섭취량을 조절해야 한다.

6

'뽀빠이'로 유명한 항암 음식 챔피언, 시금치

1980년대 TV에서 자주 방영했던 애니메이션 중 〈뽀빠이〉를 기
억하는 독자들이 있을 것이다. 주인공인 뽀빠이는 우람한 팔뚝(전
완근)을 자랑하는 뱃사람이다. 종종 여자친구인 올리브를 연적이자
맞수인 거한 부르터스가 납치해가면 시금치를 먹고 초인적인 힘을
발휘해 구출하곤 했다.

사실 주성분이 수분과 섬유질인 시금치를 먹고 강한 근력을 발휘
하는 일은 불가능하다. 하지만 이 애니메이션이 쓴맛으로 인해 잘

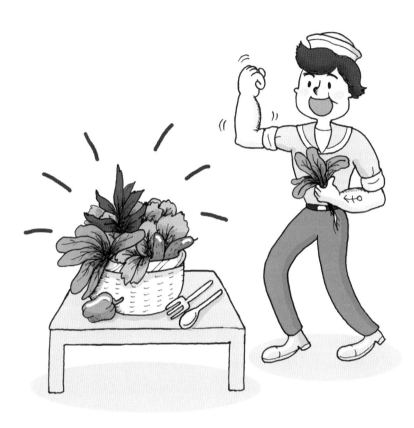

▲ 1980년대 방영했던 애니메이션 〈뽀빠이〉. 뽀빠이는 여자친구인 올리브를 거한 부르터스가 납치해가면 시금치를 먹고 초인적인 힘을 발휘해 구출하곤 했다. 사실 시금치는 괴한을 무찌를 강한 근력을 줄 수는 없지만 그에 못지않은 항암효과를 갖고 있다.

먹지 않는 시금치의 소비를 늘리는 데는 크게 일조했다고 한다(당시 미국에서는 〈뽀빠이〉 방영으로 인해 시금치 소비량이 30%나 증가했다). 시금치가 괴한을 무찌를 수 있는 강한 근력을 줄 수는 없지만 시금치를 포함한 잎채소들에는 그에 못지않은 능력이 있는데 항암효과가 바로 그것이다.

근래 들어 더욱 식물성 음식이 건강에 유익한 것으로 알려지는 분위기다. 하지만 그중에서도 챔피언이라 할 만한 것은 녹색 잎채소다. 싱싱한 초록빛을 띠는 잎채소는 섬유질이 풍부해 세계암연구재단의 분류에서 대장암 예방에 효과가 있는 2등급 항암물질로 분류되었다. 그뿐 아니라 식물성 화합물인 베타카로틴, 비타민 C 등이 풍부하여 구강·후두·폐·식도암에서도 항암효과가 있는 3등급 항암 음식으로 분류되었다. 언급한 암들 이외에 아직 근거가 부족하지만 다른 암들과도 다양한 연구가 이루어지는 것을 보면 녹색의 잎채소는 가히 항암 음식의 챔피언이라 할 만하다(맛도 챔피언감이면 참 좋으련만!).

□ ■

잎채소와 암 발병률

항암효과가 연구된 녹색 잎채소에는 우리에게 익숙한 시금치, 상추와 그 이외에도 케일, 치커리, 근대, 로메인(상추의 일종) 등이 있다. 잎채소는 섬유질이 풍부하여 대장암을 예방하고 심장질환 및 당뇨병의 위험을 낮출 수 있다. 또한 잎채소에는 베타카로텐, 엽산, 비타민 E, 퀘세틴 등 항산화 효과와 항암효과가 있을 것으로 기대되는 다양한 식물성 화합물이 포함되어 있다.

앞서 언급한 녹색 잎채소와 배추나 브로콜리 등 비전분성 채소(non -starchy vegetable)를 섭취하는 경우 구강·인두(입안과 식도 사이로 공기와 음식물이 통과하는 부분)·후두(성대와 그 주변)의 암이 크게 감소하였다.

시행된 연구에서 대부분 의미 있는 항암효과를 보여주었으며, 일부 연구를 분석한 결과 하루 50g 이상의 비전분성 채소를 섭취하는 경우 상기 암의 발병률이 28% 감소하였다. 비전분성 채소 중 잎채소에 대해서만 따로 조사한 연구에서도 대부분 구강·인두·후두 암이 감소하는 결과를 보고하였다.

폐암 발병률에 관한 연구에서도 잎채소 섭취는 일관되게 암 발생률이 감소한 결과를 보여주었다. 일부 연구에서는 하루에 잎채소 1회분(대략 한 컵 혹은 30g 정도)을 섭취할 때마다 폐암 발병률이 9%가량 감소할 수 있다고 하였다. 식도암에 대한 연구에서도 극히 일부의 연구를 제외하고 대부분의 연구에서 잎채소 섭취는 암 발병률을 감소시켰다.

위에 언급한 암 이외에도 근래 위암·난소암·자궁암·유방암 등 다양한 암에 대한 임상적 연구 및 동물실험 등이 진행되고 있으며, 이 실험들을 통해 추후 암을 예방하는 데 유익한 결과가 도출될 것으로 기대되고 있다.

□ ■

'건강한 녹색'을 위한 습관

우리나라 사람들은 잎채소를 무침 등의 형태로 먹거나 쌈채소로 고기 등과 곁들여 즐겨 먹는다. 최근에는 서양 식습관의 도입으로 샐러드로 만들어 먹기도 한다.

대개의 경우 가열하거나 끓이는 등의 조리법은 이들 채소의 영양분이나 파이토케미컬(식물성 화합물)을 손실시키므로 기본적으로는 많은 조리과정을 거치는 것보다는 신선한 채소를 청결하게 씻어 먹는 것이 좋다. 다만 샐러드 등을 만들 때 약간의 유분(올리브 오일 등)을 첨가하면 지용성 카로테노이드나 비타민(기름에 녹는 성분)의 흡수를 높일 수 있다.

미국암협회의 식품권장량에서는 잎채소를 포함하여 모든 비전분성 채소(배추, 브로콜리 등 배추과 채소 혹은 파, 마늘 등 파속 식물, 그 외 토마토, 파프리카 등)를 하루 최소 400g 이상 먹도록 권장하고 있다. 우리나라 사람들은 서양인과 비교하면 잎채소를 포함하여 더 많은 양의 채소를 섭취하고 있는 것으로 보이며, 상추나 시금치 등을 즐겨 먹는 습관은 그간 한국인의 건강에 크게 기여해왔을 것으로 생각된다.

쌈채소로 먹든 무침으로 먹든 샐러드의 형태로 먹든 녹색 잎채소는 항암효과뿐 아니라 심장질환이나 당뇨 등 성인병 관리에도 유익하다. 특히 기름진 고기를 먹을 때 섬유질이 풍부한 이들 잎채소를 곁들이면 이들이 지방 흡수를 방해하여 비만을 줄일 수 있다. 잎채소의 '건강한 녹색'이 우리 식탁 한쪽에 자리하도록 습관을 들이는 것이 좋다.

7
삼겹살에 발암물질이?

많은 사람들이 고기를 좋아한다. 따뜻한 불판에 둘러앉아 지글지글 맛있게 구워지는 소리와 냄새를 함께 즐기며 크고 작은 축제의 분위기를 느낀다. 여기에 소주 한 잔을 곁들여 하루의 스트레스를 날릴 때의 기분이란 다른 무엇과도 비할 수 없다.

세계에서 가장 많은 양의 고기를 소비하는 나라는 어디일까? 바로 매년 1인당 약 120kg을 소비하는 미국이다. 돼지의 생체중이 대략 114~120kg 정도이니 1인당 연간 돼지 한 마리 정도를 소비한다고 보면 되겠다.

한국인은 1인당 연간 50~55kg의 고기를 소비한다. 순위로는 70위 정도로 대표적인 육식국가는 아니지만 육류 소비량은 꾸준히 증가하고 있으며, 암 및 성인병의 발병 분포도 점차 서구화되어가고 있다.

필자 역시 고기를 무척 좋아한다. 오랜만에 만난 친구와 삼겹살을 구우며 이야기 나누는 시간은 생각만 해도 무척 행복하다. 하지만 몸에 밴 고기 냄새를 풍기며 집에 돌아가면 몸에 좋지 않은 육고기를 먹었다며 가족의 비난을 받기도 한다. 고기, 특히 우리가 즐겨 구워 먹는 '붉은 육류'는 암으로부터 안전할까?

다량의 붉은 육류 섭취가 암 발병과 연관되어 있다는 것은 비교적 널리 알려져 있는 사실이다. 가장 많이 연구된 분야는 대장·직장암과의 관련성이다. 한 메타분석(여러 연구결과를 종합하여 분석한 연구)에 의하면 붉은 육류의 하루 섭취량이 120g 증가할 경우 대장·직장암 발병률이 1.28배 증가하고, 가공육(햄, 소시지 등)의 경우는 하루 섭취량이 30g 증가할 때마다 발병률이 1.09배 증가했다는 연구결과가 보고되었다. 현재 붉은 육류는 세계암연구재단과 미국암협회의 암 위험도 분류 중 2단계(probable)로 분류되며, 햄이나 소시지 등의 가공육류는 4단계 중 가장 높은 등급인 'convincing(거의 확실한 위험요인)'으로 분류된다.

육고기, 먹어도 될까?

고기를 불판이나 직화에 구워 먹는 습관 또한 문제가 될 수 있다. 우리는 흔히 탄 고기가 건강에 나쁘다고 생각하는데 이런 믿음은 아마도 고기를 고열에서 구울 때 발생되는 발암물질인 heterocyclic amine(이하 HCAs) 혹은 polycyclic aromatic hydrocarbons(이하 PAHs)에 대한 언론보도 등에서 나온 것 같다.

HCAs는 주로 육류의 단백질 성분이 고온(화씨 약 300도, 섭씨 약 149도 이상)에서 조리될 때 발생하며, PAHs는 직화에 고기 기름이나 육즙이 노출된 경우 발생하고 훈연되거나 탄 고기에서도 발견된다(PAHs는 담배연기나 자동차 매연에도 포함되어 있는 발암물질이다).

이 두 발암물질은 동물실험에서 유방·대장·간·피부·폐·전립선 등 다양한 암을 유발하는 것으로 알려졌다. 물론 동물실험에 사용된 발암물질의 양은 사람이 일반적인 식사에서 섭취하는 양에 비해 훨씬 많다. 하지만 인구집단에 관한 연구에서도 고온 혹은 직화로 조리된 육류를 다량 섭취한 사람이 췌장암·전립선암 등의 발병률이 높았다는 보고가 있으므로 안심할 수는 없다.

또한 육류는 다량의 지방을 포함하고 있다. 물론 단백질도 포함되어 있지만 대개 우리가 섭취하는 고기, 특히 삼겹살 등 구워 먹는 종류의 고기에는 지방 함량이 높다. 흔히 알고 있듯이 동물성 지방의 섭취는 성인병 및 심혈관계 질환의 위험을 높이고 비만을 유발한다. 비만은 대장암 · 유방암 · 췌장암 · 자궁내막암 등 다양한 질병을 유발할 수 있는 위험인자다(비만은 세계암연구재단 보고서의 위험도 분류 중 1등급이다).

이제 누군가 한 명쯤 손을 들고 이렇게 질문할 때가 됐다.

"그럼 선생님, 이제 육고기(붉은 육류)는 먹으면 안 되나요?"

앞서 말했듯이 붉은 육류, 특히 고온 조리된 육류와 암이 연관성이 있다는 것은 어느 정도 밝혀졌다. 또한 붉은 육류는 대개 고지방 식이로서 비만과 고혈압 등 성인병을 유발하는 것도 사실이다.

한편으로 붉은 육류는 쉽게 섭취할 수 있는 단백질 공급원이며 비타민과 무기질 등 유익한 성분도 포함되어 있다. 또한 상당수의 연구에서 위험이 뚜렷하게 나타난 것은 주로 육식을 상당히 많이 하는 집단과 매우 소량을 먹는 집단을 비교했을 때 나타난 결과다. 그리고 무엇보다 '맛있다'. 몸에 안 좋다는 연구결과가 있다고 하여 즐거움을 주는 음식을 전부 끊어버린다면 삶이 너무 메마르지 않겠는가.

□ ■

건강한 육식 습관 만들기

아직까지 현대 의학은 음식에 들어 있는 모든 성분과 그 효능에 대해 알지 못한다. 서적이나 언론 등에서 특정 연구를 거론하며 어떤 음식의 이익 혹은 해악을 보고할 때 이것에 휘둘려 좋아하는 음식을 극단적으로 끊거나 섭취량을 대폭 늘리는 것은 오히려 예상치 못한 영양 불균형을 초래할 수 있다. 해로울 것으로 보이는 음식이나 생활습관은 조금씩 개선하고, 유익한 음식의 비중은 차차 늘려가며 점진적으로 자신에게 맞는 식이습관을 만들어가는 것이 보다 건강을 지키는 길이 될 것이다.

붉은 육류의 섭취를 완전히 끊기보다는 좀 더 건강한 육식 습관을 만들어보는 것은 어떨까? 고기를 좋아하는 남성이라면 섭식하는 횟수와 양을 줄일 필요가 있다(세계암연구재단 보고서에 따르면 붉은 육류 섭취 권장량은 주당 3인분, 대략 350~500g 이하다). 외식으로 섭취하는 고기는 1인분(150~200g) 정도로 하고, 주 1~2회 미만으로 제한하는 것이 좋겠다. 또한 가능하면 붉은 고기 대신 흰 고기(닭, 오리 등)나 생선으로 대체하는 것도 좋은 방법이다.

고기를 고를 때 가능하면 지방이 적은 부위를 선택하는 것도 좋겠다. 또한 지방량이 많은 삼겹살보다는 안심이나 등심, 다릿살 등을 선택하는 것이 좋다. 또한 조리 과정에서 고기를 직화나 그릴에 굽는 대신 삶거나 찌는 방법으로 조리하는 것도 암을 예방하는 데 도움이 될 것이다.

필자도 고기를 상당히 좋아하는데 근자에는 뒷다릿살에 무와 파 등을 넣고 푹 삶은 뒤 양배추 등을 곁들여 먹는 것을 즐긴다. 무와 파, 양배추는 앞서 '김치' 편에서 이야기했던 항암효과가 있는 배추 과 식물(cruciferous vegetable)이다. 음식의 풍미도 좋아지고 건강도 챙 길 수 있으니 일석이조다.

홍샘's summary

많은 내용이 들어 있는 2장이 끝났다. 음식에 대한 학문적 명칭, 연구결과의 발표들이 뒤섞여서 약간 혼란스러울 수 있지만, 사실 대부분은 우리가 이미 알고 있던 내용이다.

건강한 식단을 만들기 위해서 필요한 것은 값비싼 식약재를 구입하는 것이 아니라 늘상 우리가 먹는 음식을 주변에서 쉽게 볼 수 있는 좀 더 건강한 재료로 바꾸는 것이다. 이러한 생활습관의 개선은 암 예방뿐 아니라 전반적인 정신적 · 신체적 건강에도 도움이 된다.

- 배추, 양배추, 브로콜리, 콜리플라워 등 '배추과 식물'은 폐암과 위암을 포함한 여러 암에 유익하다.
- 김치는 배추과 채소를 재료로 만들어지지만 짜게 먹으면 위에 좋지 않으므로 가급적 짜지 않게 조리하자.
- 젓갈류, 라면, 짠 찌개 국물 등 기타 염도가 높은 음식도 줄이거나 짜지 않게 조리하는 것이 좋다.
- 마늘, 양파, 파 등은 위암을 포함한 여러 암 예방에 유익하다.
- 마늘은 껍질째 가열하면 유익한 성분이 파괴될 수 있으므로 껍질을 까거나 잘게 부수고 15~20분 기다린 뒤 가열 조리하면 손실을 막을 수 있다.
- 붉은 육류나 가공육(햄, 소시지 등)은 발암 가능성이 있다.

- 붉은 육류를 직화나 불판에 고열 조리시 발암물질이 발생하므로 찌거나 삶는 요리방법을 사용하는 것이 좋다.
- 붉은 육류보다 닭고기 등 흰 육류로 대체하고 가공육은 되도록 줄인다.
- 고기를 먹을 때는 채소를 곁들여 먹는 것이 좋다.
- 콩, 두부 등은 유방암·폐암을 예방하며 단백질의 훌륭한 공급원이다.
- 생선 섭취를 많이 하는 인구군은 폐암·간암·대장암 등 일부 암의 발병률이 낮다.
- 도정하지 않은 전곡류(현미, 통밀 등)는 섬유질이 풍부하여 대장, 직장암을 예방할 수 있는 강한 근거(2등급 항암요소)가 있다.
- 미국의 영양 가이드라인에서는 하루 섭취하는 곡류 200g의 약 절반을 전곡류로 섭취할 것을 추천한다.
- 과일과 채소는 다양한 색으로 골고루 섭취하는 것이 좋다.
- 특정 성분을 추출한 영양제보다 신선한 과일이나 채소를 먹는 것을 추천한다.
- 미국암협회에서는 비전분성 채소(배추, 브로콜리 등 배추과 채소, 파, 마늘 등 파속식물, 그 외 토마토, 파프리카 등)를 하루 최소 400g 이상 먹도록 권고한다.
- 채소를 가열하거나 끓이는 조리법은 영양소를 파괴할 수 있으므로 기본적으로 신선한 채소를 청결히 씻어 먹는 것이 좋다.

3장

습관을 고쳐야
암을 막는다

습관을 고쳐야
암을 막는다

담배와 암

우리나라에는 흡연자가 정말 많다. 흡연자가 아니더라도 간접흡연으로부터 완전히 자유로운 날은 하루도 없는 것 같다. 이것은 필자뿐만 아니라 호흡기 질환을 가진 노인, 임산부, 어린이 등에게도 마찬가지일 것이다.

우리나라의 성인 남성 흡연율은 50%에 육박한다. 담배를 피우는 사람이 워낙 많다 보니 그들끼리 스스로 위안하기 위해 만들어진 '썰'도 많다. 대표적인 것으로는 "내가 아는 사람 중에 100살 넘게 산 할머니가 있는데 그 할머니가 골초라더라", "사람마다 체질이 달라서 폐암 걸리는 사람은 걸리고 안 걸리는 사람은 안 걸린다" 등이 있다.

담배를 즐겨 피우는 아저씨들은 사실 지금 시점에서 언제 올지 모를 단명의 결과나 폐암 따위는 별로 두렵지 않을 수도 있다. 이미 산전수전 다 겪어봤고 늘 주변의 스트레스와 심적 압박에 시달리며 인생을 살고 있지 않은가.

사실 필자 역시 흡연자였다. 지독하리만치 잔인한, 나이마저 어린 상사의 모멸적 언사를 듣고 꾹꾹 억눌린 심정마저 조롱당한 채 화장실에 숨어 담배를 피우던 기억이 생생하다. 그때 화장실에 붙어 있던 금연 표지는 야속하면서도 우스웠다.

필자가 담배를 끊어야겠다고 결심하고 실행에 옮기게 된 것은 종양학을 공부하기로 결정하고 환자를 진료하면서부터였다. 앞서 언급한 '썰' 같은 것은 우스울 정도로 실제 임상에서 경험한 담배와 암과의 연관성은 짙었다. 담배가 훑고 지나간 자리는 폐부터 시작해서 구강, 인두, 식도, 위 등 모든 부위가 흡연과 밀접히 연관돼 암을 유발했다.

우리 모두는 언젠가 죽는다. 따라서 수명연장을 이야기하며 금연을 권장하는 글은 그리 설득력이 없을지도 모른다. 하지만 더 편안하게 고통을 덜 받으며 죽음을 맞는 것은 중요하다. 그리고 긴 삶의 종장에서 사랑하는 이들에게 고통을 덜 줄 수 있어야 하지 않겠는가.

흡연과 암 발생률

흡연자의 절반은 담배로 인한 암이나 여타 관련 질병으로 사망한다. 전체 암 사망자 중 담배로 인한 사망자는 30%에 달한다.

흡연자의 폐암 발병률은 비흡연자에 비해서 연구에 따라 다르지만 약 20~30배에 달한다. 물론 흡연을 하더라도 암에 걸리지 않고 장수하는 경우도 있다. 하지만 담배를 즐기면서 장수와 건강이라는 행운을 모두 얻기 위해서는 당첨 확률이 30배나 낮은 제비를 뽑아야 한다.

흡연의 발암기전은 동물실험과 임상실험 등을 통해 범세계적으로 연구되고 있으며, 사람에게 발암성이 있다고 확실시된 발암물질은 열다섯 가지 이상 존재한다. 이러한 발암물질들은 DNA 파괴, 종양 억제 유전자의 불활성화 등의 기전을 통해 암 유발을 높인다. 흡연이 유발하는 것으로 알려진 암으로는 폐 외에도 구강 · 인두 · 비강 · 성대 · 식도 · 간 · 위 · 대장 · 췌장 · 신장 · 방광 · 요도 · 자궁경부 · 난소 · 백혈병 등이 있다.

간접흡연의 해악

흡연자 중에는 자기가 태우는 담배 연기가 타인에게 미치는 영향

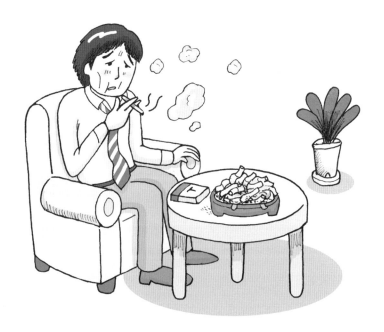

▲ 전체 암 사망자 중 담배로 인한 암 사망자는 30%에 달한다. 흡연자의 폐암 발병률은 비흡연자에 비해서 20~30배나 높다. 건강한 흡연은 없다! 모쪼록 금연에 성공해 본인과 사랑하는 주변 사람들에게 당당해지자.

을 과소평가하는 사람이 많다. 담배 연기가 싫다며 기침하거나 핀잔을 주면 "야, 겨우 그거 조금 맡은 거 가지고 뭘 그래?"라면서 역으로 성을 내는 사람도 있다.

흡연자와 함께 사는 여성이나 아이들을 대상으로 한 연구에서 그들의 모발을 이용해 니코틴 축적량을 조사했다. 이 연구에서 흡연자와 함께 사는 아이들의 모발에 축적된 니코틴 양은 비흡연자와 사는 아이들에 비해 두 배 정도 많았다.

간접흡연이 주변 사람들에게 영향을 끼치는 것은 분명하다. 그렇다면 그 해악은 어느 정도일까? 우리가 일상생활을 하면서 노출되는 간접흡연의 양을 정량적으로 측정할 수 있다면 좋겠지만 현실적으로 불가능하다. 그러므로 현재까지 이뤄진 연구는 흡연자 가족을 대상으로 하는 경우가 많다. 대표가 될 만한 연구결과 몇 가지를 살펴보자.

- 최근에 발표된 메타분석들을 보면 흡연자와 결혼한 배우자의 경우 폐암 발병률은 1.3배가량 높아졌다.
- 직장에서 간접흡연을 경험한 사람의 폐암 발병률이 1.22배 증가했다는 보고가 있었다.
- 25년 이상 흡연자와 함께 산 어린이는 그렇지 않은 어린이에 비해 폐암 발병률이 2배 정도 높았다.

- 직장 등에서 간접흡연에 노출된 산모의 경우 저체중아를 출생할 확률이 22%, 사산율이 23% 높아졌다.

□ ■
건강한 흡연은 없다

건강한 흡연 방법은 없다. 강력한 의지를 갖고 자신뿐만 아니라 타인에게 해를 끼친다는 사실을 깨닫고 서둘러 담배를 끊어야 한다.

담배는 상용화되지 말았어야 했다. 안타깝게도 담배는 유해성이 아직 알려지지 않았을 때 널리 퍼져 인기를 끌었다. 위해성이 충분히 알려진 현재까지도 중독성과 경제적 파급력 등으로 인해 쉽게 근절되지 못하고 있다. 가히 '시대의 실수'라고 할 수 있다.

담배의 해악과 그것을 끊었을 때의 유익은 여러 음식이나 생활습관의 해악이나 유익을 합한 것보다 훨씬 크다. 혹시 아직도 담배를 피우면서 암 등에 대한 건강정보나 건강식품을 찾는 사람이 있다면 반드시 금연부터 먼저 실천하길 권한다.

건강한 삶을 위하여, 특히 암으로부터 건강한 삶을 위하여 가장 중요한 것은 금연이다. 그 다음으로 정기검진을 받아 혹여 생길 수 있는 암을 조기에 예방해야 한다. 마지막으로 건강한 음식을 섭취하고 운동 등 건강한 생활습관을 영위해야 한다.

한 가지 조언을 하자면 아무런 도움도 받지 않고 스스로의 의지나 다짐만으로 금연에 성공할 확률은 5% 전후로 매우 낮다고 한다. 반면 상담 및 약 복용, 껌이나 패치 및 여타 보조제 등을 이용해 적극적으로 금연 치료를 받을 경우 성공률은 6배나 증가한다고 한다.

불과 얼마 전까지만 해도 금연을 위해 병 · 의원을 방문하면 '유난 떤다'는 소리를 들었다. 하지만 근래에는 용기를 내어 병 · 의원을 찾는 사람이 늘고 있다. 여러 의원에서 금연 치료가 시행되고 있고, 대부분의 보건소에서는 무료 금연 프로그램을 운영 중이다. 아무쪼록 금연에 성공해 본인과 사랑하는 주변 이들에게 당당해지길 바란다.

Tip

경고 : 흡연은 폐암 등 각종 질병의 원인! 그래도 피우시겠습니까? 담배 연기에는 발암성 물질인 나프틸아민, 니켈, 벤젠, 비닐 크롤라이드, 비소, 카드뮴이 들어 있습니다. 금연상담전화 1544-9030

현대인의 공적, 비만

비만은 현대인의 공적(公敵)이다. 전 세계적으로도 비만은 증가 추세에 있으며, 우리나라에서도 비만의 유병률은 성인인구의 25%에 이르고 있다. 비만이 대표적 성인병인 고혈압과 당뇨를 유발하며 심장질환이나 뇌경색 등의 원인이 될 수 있다는 사실은 이미 잘 알려져 있다. 그런데 비만이 암도 유발할까?

안타깝게도 2018년에 발표된 세계암연구재단의 보고서에서는 비만을 식도 · 췌장 · 대장 · 유방 · 자궁 · 신장암 등을 유발할 수 있는 1등급 발암 요인으로 규정하고 있다. 비만이 암에 얼마나 영향을 미치는지 이에 대한 최근 연구들을 살펴보자.

□ ■

BMI와 사망률

일반적으로 비만에 대해 연구할 때는 BMI(Body Mass Index : 체질량지수. 체중(kg)을 신장(m)의 제곱으로 나눈 값. kg/m²)라는 수치가 주로 사용된다. BMI 25에서 30 사이의 경우 과체중, BMI가 30이 넘는 경우를 비만으로 규정한다.

한국인의 평균 신장을 기준으로 하여 예를 들어보면, 신장 172cm

인 남성의 경우 BMI 25에 해당하는 체중은 약 74kg, BMI 30에 해당하는 체중은 89kg이다. 신장 160cm 여성의 경우 BMI 25에 해당하는 체중은 64kg, BMI 30에 해당하는 체중은 약 77kg이다.

비만한 사람은 심장질환, 뇌혈관질환, 호흡기질환, 당뇨병 등 다양한 질환에 취약하다. 통계적으로 BMI가 30을 초과하는 비만 인구의 경우 평균적으로 수명이 6~7년 감소하고, 과체중(BMI 25~29.9)의 경우에는 3~4년 정도 수명이 감소했다고 한다.

그렇다고 무조건 살을 빼는 것이 능사는 아닌 듯하다. 110만 명의 아시아인을 대상으로 한 연구에서 BMI 22.6에서 27.5 사이의 인구군이 가장 사망률이 낮았고, BMI가 35 이상인 경우 사망률이 1.5배 높았다. 한편 BMI가 20 이하인 마른 인구군에서는 오히려 사망률이 높아지는 경향을 보였다(172cm 남성과 160cm 여성의 경우 BMI 20인 사람의 체중은 각각 59kg, 51kg이다).

다른 연구들에서도 BMI 22~27 사이의 인구군이 가장 사망률이 낮고, 그 양옆으로 사망률이 높아지는 U자 모양 혹은 J자 모양을 그리는 양상을 보였다. 심하게 마른 사람의 경우 다른 질병이 있거나 흡연자일 가능성 등이 사망률을 높이는 원인으로 제시되었다.

비만과 암의 관계

최근 이루어진 다양한 역학 연구에서 비만한 사람들은 암 유병률이 높은 것으로 나타났다. 왜 비만한 사람들에게 암 발병률이 높은 걸까? 이에 대해 명확히 원인이 밝혀지진 않았으나 다음과 같은 가설이 제시되고 있다.

- 지방세포는 여성호르몬의 분비를 늘려 여성호르몬과 연관이 있는 암인 유방·자궁내막암의 발병률을 높일 수 있다.
- 비만인에게서 높은 수치로 나타나는 인슐린, 인슐린 성장인자, 그 외 지방세포에서 나오는 호르몬(렙틴 등)이 종양세포의 생장을 촉진한다.
- 비만인들에게서 염증을 나타내는 수치가 높게 나오며, 이러한 만성적인 염증 상태가 암 위험을 높일 수 있을 것으로 보인다.

141개의 연구를 종합하여 분석한 한 메타분석에서 BMI가 5kg/m² 증가할 때마다 남성에서 식도암 1.5배, 갑상샘(선)암 1.3배, 대장암과 신장암이 1.2배 증가했으며, 여성에서는 자궁내막암과 담낭암이 1.6배, 식도암이 1.5배, 신장암이 1.3배 증가했다는 결과를 발표했다.

현재 비만과 연관이 있을 것으로 생각되는 암들은 다음과 같다.

- 자궁암, 유방암, 담낭암, 신장암, 간암, 대장암, 갑상선암, 난소암, 백혈병

□ ▪

'물만 마셔도 살찐다'는 거짓말

'다이어트!' 온갖 매체에 최근 수십 년간 빠지지 않고 등장하는 주제이며, 이에 대한 의견과 정보는 그야말로 춘추전국시대다. 온갖 정보가 난무하고, 이에 대한 경제적 수요도 엄청나다.

사실 비만에서 탈출하는, 아니 쉽게 말해서 '살을 빼는' 방법을 일률적으로 제시하기는 어렵다. 살찐 몸은 인생 전반에 걸쳐 형성된 생활습관의 결정체다. '물만 마셔도 살이 찐다'는 사람이 있는데 당연히 그런 사람은 없다(쿠싱병, 갑상샘저하증 등 특수한 질병이 있는 경우는 제외하고). 많이 먹지 않는데 살이 찐다는 사람을 유심히 살펴보면 아무렇지 않게 집에서 기름진 고열량의 음식을 섭취하고, 수시로 간식을 섭취하는 경우가 많다.

이 책에서 살을 빼는 방법을 전부 학술적으로 제시하기는 어렵다. 다만 필자 또한 다이어트를 해본 사람의 입장에서 경험담을 나눈다는 생각으로 몇 가지 조언을 하며 마무리하도록 하겠다(과거 필자 또

한 BMI 30 이상의 비만 체격이었으나 오랜 기간 생활습관 조절 후 BMI 25 정도의 체격을 유지 중이다).

하나

출처가 불분명한 내용을 믿지 말고 전문가와 상의하라

다이어트에 도움을 줄 수 있는 사람으로는 의사뿐 아니라 영양사, 훈련 코치 등 여러 직군의 사람이 있다. 얻어들은 지식에 의존하여 진행하는 다이어트는 실패하기 쉽다. 달콤한 말만 골라 듣기 때문이다. 상처받을 각오를 하고 자신의 생활습관에 대한 객관적인 진단을 최소 한 번은 받아라.

둘

'몸에 좋다'는 말을 경계하라

의학적으로 건강에 유익함이 증명된 음식이나 약은 드물다. 정확한 근거를 제시하지 않으면 다이어트를 위해서든 건강을 위해서든 복용하지 마라. 당분이 잔뜩 들어간 맛있는 간식을 '몸에 좋다'며 섭취하지 말 것(한 컵에 300kcal가 넘는 요구르트를 간식으로 맛있게 먹으면서 "요구르트는 몸에 좋아. 살 안 쪄"라고 주장하지 말길).

특히 '원 푸드 다이어트'는 강력히 지양한다. 편향된 식습관은 예견하지 못한 영양 불균형을 초래할 가능성이 매우 높고, 원 푸드 다이어트가 끝난 뒤 요요로 되돌아올 가능성이 90% 이상이다. 평생 오이만 먹을 각오가 아니라면 하지 말자.

셋

생활습관 전체를 교정하라

홈쇼핑에서 운동기구를 샀다고, 집 앞 헬스장에 등록했다고 살이 빠지지는 않는다. 아직 생활습관의 10%도 바꾸지 않았기 때문이다. 비만한 몸은 오랜 생활습관의 결과물이다. 오랜 기간에 걸쳐 생활습관을 바꾸지 않으면 살은 절대 빠지지 않는다.

오래 앉아 있거나 TV를 즐겨보는 습관은 비만을 유발한다. 가능하면 일상생활에서 조금씩이라도 움직여라. 간식은 먹지 않거나 먹더라도 지방과 당분이 적은 것을 선택하라.

넷

즐길 수 있는 운동을 선택하라

헬스장에서 의미 있게 운동하는 사람은 10%도 되지 않는다. 운동은 여름철 몸매 과시용으로 한두 달 바짝 하는 것이 아니라 평생 해야 한다. 따라서 하면서 재미를 느낄 수 있는 운동을 선택하라(여성의 경우 너무 정적인 운동보다는 운동량이 있고 근력을 키울 수 있는 운동을 선택하라).

꾸준한 유산소 운동은 다이어트뿐 아니라 엔도르핀 분비를 유발해 우울감 개선에도 아주 좋다. 운동을 즐기는 사람의 삶의 질은 그렇지 않은 사람에 비해 압도적으로 우수하다.

Tip

암 환자를 위한 운동법

암에 걸리지 않은 사람들은 날씬한 몸을 유지하고 건강을 유지하기 위해 달리기나 구기종목 등 격렬한 운동을 할 수 있다. 하지만 수술 후 한 달이 내거나 방사선 치료, 항암제 치료 등을 하는 중에 있는 사람들은 30분에서 1시간 정도 가벼운 산책 이상의 운동은 하지 않는 것이 좋다. 치료 종료 후 1개월 이상 지난 뒤에는 자전거, 수영, 등산, 골프 등을 너무 격렬하지 않은 선에서 하고, 치료 종료 후 3개월 이상 지난 뒤에는 평소 본인이 즐기던 운동으로 복귀할 수 있을 것이다.

3
커피, 누명을 벗다

학생 시절 옆집에 살던 열댓 살 많은 누님은 내가 하교할 무렵이면 대문 앞에서 담배 한 대를 참 맛있게 피우셨다. 머리도 좋고 성격도 올곧아서 조리 있게 옳은 말을 따박따박 하는 품이 어린 나이에 참 멋져 보이던 누님이었다. 어느 날 하굣길에 건넛집 형님이 담배를 피우고 있는 누님에게 커피 한 잔을 내밀며 말을 거는 것을 보았다. 그녀는 손사래를 치며 말했다. "저는 담배 말고는 몸에 나쁜 거 아무것도 안 해요." 담배를 피우며 커피를 거절하던 그녀의 모습은 시간이 꽤 지난 지금도 필자의 뇌리에 박혀 있다.

커피는 전 세계적으로 1년에 약 6천억 잔이 소비되는 매우 대중적인 음료지만 그간 건강에 부정적인 이미지로 사람들의 인식에 자리 잡고 있었다. 커피는 정말 건강에 해로운 걸까? 그 인기가 대단한 만큼 커피와 건강에 관한 이야기는 종종 매스컴에도 등장한다. 해롭다고도 했다가 이롭다고도 했다가, 또 어떤 보도에서는 별 관계가 없다고 이야기하기도 한다. 실제로 커피와 암, 커피와 여러 질병과의 관계에 대해서는 최근에 이르기까지 수많은 연구가 진행되고 있으며, 미국암협회의 공식 사이트에서는 커피와 암과의 관계에 대한 연구만 1,000개가 넘는다고 한다.

학계를 포함해 여러 사람들의 뜨거운 관심사인 커피. 커피는 과연 몸에 좋은 것일까? 아니면 그 어두운 색깔에서 느껴지듯 해로운 것일까?

□ ■

커피가 암을 유발한다?

놀랍게도, 2018년에 개정된 세계암연구재단과 미국암협회의 보고서에서는 커피는 간암과 자궁암을 감소시킬 수 있는 강력한 요인으로 보고되고 있다. 뿐만 아니라 권고등급은 약하지만 구강암, 인두암, 피부암 등도 감소시킬 수 있는 가능성이 있다고 보고하고 있다.

21개의 연구, 백만 명의 인구를 통합해 분석한 2014년의 한 메타분석에서는 하루에 4잔의 커피를 마시는 사람의 사망률이 커피를 마시지 않는 인구에 비해 16% 낮았다고 보고했다.

최근 이뤄진 커피와 암의 관계에 대한 연구들을 살펴보면 대부분 커피 음용이 암의 발생을 높이기보다는 무관하거나 혹은 발병률을 낮추는 것으로 밝혀졌다(커피 음용이 발암률을 낮출 가능성이 있는 것으로 보고된 암으로는 유방암 · 구강암 · 간암 · 대장암 · 자궁내막암 · 전립선암 등이 있다).

과거 커피 음용이 발암률을 높이는 것으로 발표됐던 암으로는 폐암과 방광암이 있다. 폐암의 경우 한 메타분석에서 커피를 마시는 군의 폐암 발병률이 28% 증가하는 것으로 보고됐으나, 비흡연자의 경우에는 오히려 22% 감소하는 것으로 나타나 폐암의 증가는 담배에 의한 것일 가능성이 높다는 비판이 제기됐다.

방광암에 대해서는 2001년에 발표된 메타분석에서 커피 음용자의 방광암 발병률이 1.2배 정도 증가한다는 보고가 있었으나, 역시 흡연에 의한 영향, 카페인 용량과 발암률 간의 무관함 등을 이유로 실제로 발암률을 높인다고 보기에는 어렵다는 비판이 있다.

이러한 연구결과를 종합하여 미국암협회와 세계암연구재단의 최근 보고서에서는 커피와 암과의 관계를 긍정적으로 보고하였는데, 특히 간, 자궁내막암에 대해 긍정적으로 보고하였다(2등급 항암물질로 분류됨).

요약해볼 때 커피는 2000년대 초반까지만 해도 발암과 관계가 없거나 일부 암의 위험을 높일 수 있는 것으로 의심됐으나, 최근의 연구에서는 커피가 암의 원인이 아니며 오히려 일부 암에서는 유익한 효과가 있는 것으로 알려지고 있다. 따라서 커피로 인한 증상(불면, 심장 두근거림)이 발생하지 않는 선에서 커피를 즐기는 것은 좋은 건강 습관이라고 할 수 있겠다.

□ ■

커피와 다른 질병

커피는 그 인기를 반영하듯 매우 다양한 질환과의 관계가 연구됐다. 먼저 유익한 것으로 알려진 분야부터 살펴보자.

커피의 음용은 파킨슨병의 발병률을 낮추는 것으로 알려졌다.

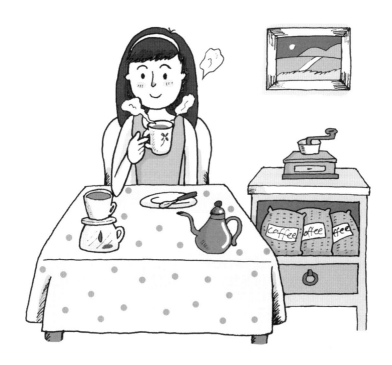

▲ 최근 연구에서는 커피는 암의 원인이 아니며 오히려 일부 암에서는 유익한 효과가 있다고 밝혀졌다. 하루 3~4잔까지 마시는 것은 무방하고 오히려 건강에 유익할 수도 있겠다.

2002년에 발표된 메타분석에서 커피를 마시는 사람은 마시지 않는 사람에 비해 파킨슨병의 발병률이 31% 낮았다. 특이한 점은 호르몬 치료를 하는 폐경 여성의 경우 커피 음용이 파킨슨병의 발병률을 오히려 크게 높였다는 보고가 있었다.

과거에는 커피의 음용이 부정맥(심장의 박동이 규칙성을 잃거나 혹은 느리거나 빨라지는 질환. 자체로 증상을 유발할 수 있고 악화 시 다른 심장질환으로 이어질 수 있다)을 유발할 것으로 생각됐으나, 최근의 연구에서는 연관성이 없다는 보고가 많았다.

관상동맥질환과 커피와의 관계를 연구한 메타분석에서도 커피의 음용이 전체 인구의 관상동맥질환 발병률을 높이지 않았고, 오히려 소량(하루 1~4잔)의 커피를 마신 여성의 경우에는 위험률이 18% 감소해 커피가 관상동맥질환의 위험을 높일 것이라는 가설을 반박했다.

2014년에 발표된 한 메타분석에서는 36개의 연구와 그에 포함된 130만여 명의 인구를 대상으로 커피와 여러 심혈관계 질환(관상동맥질환, 뇌졸중, 심부전 등)과의 통합적인 관계를 분석했다. 이 연구에서 소량의 커피 음용은 심혈관계 질환의 위험도를 감소케 했는데, 하루 3~5잔 정도를 음용하는 군의 위험도가 가장 낮아서 커피를 마시지 않는 군에 비해 15% 낮았다.

커피의 음용은 또한 2형 당뇨(성인 당뇨의 대부분을 차지한다)의 유병률을 낮춘다. 한 메타분석에서 하루 2잔 미만 혹은 커피를 마시지 않는 사람과 비교해 4~6잔 마시는 사람은 당뇨 발병률이 28% 낮았다. 또한 알코올성 간경화에도 효과가 있다는 보고가 있었는데, 한 연구에서는 하루 1~3잔 커피를 마시는 경우 그 위험이 40%, 4잔 이상 마시는 경우 80% 이상 감소했다고 보고했다.

이번에는 커피가 악영향을 미치는 것으로 알려진 연구를 살펴보자. 일부 연구에서는 커피의 음용이 골다공증과 관계가 있다고 발표했다. 대개 고령의 여성을 대상으로 연구가 이뤄졌는데, 한 연구에서는 마른 70대 초반 여성 중 커피를 하루에 5잔 이상 마시는 사람의 골다공증 발병률이 1.7배 높다고 하였다.

폐경 여성을 대상으로 한 다른 연구에서는 칼슘 섭취가 부족한 여성의 경우 하루 450mg 이상의 카페인(내린 커피(brewed coffe) 기준으로 약 3잔)을 마신 경우 골다공증의 위험이 높아진다고 했다. 또한 커피의 음용이 소변의 양과 횟수를 증가시켜 노인들에게 발생하는 요실금이나 요급증 등을 악화시킬 수 있다는 연구도 일부 있다.

□ ▪

커피와 카페인

커피에 대해서 정해진 권장량이나 추천량은 없다. 다만 일부 연구에서 카페인 섭취의 안전량을 제시하고 있는데 1일 400mg 이하의 카페인을 섭취하도록 권유하고 있다(이는 내린 커피 약 3~4잔에 해당한다). 여러 데이터를 종합해봤을 때 1일 400mg 이하의 카페인 섭취는 심혈관계 질병이나 골다공증, 암 등과 무관하게 음용 가능할 것으로 보인다.

커피는 집중력과 운동 능력을 일시적으로 향상하는 등의 장점도 있지만 과량 마실 경우 위에서 언급한 중증의 질환들 외에도 불면, 불안, 두근거림, 위장 장애 등을 야기할 수 있다는 점도 알아둬야겠다. 또한 커피의 음용이 심혈관 질환과 관계가 적다는 통계적 연구들이 나와 있지만 일부 사람에게서는 커피나 카페인을 포함한 음료를 마실 경우 두근거림이나 흉통 등의 증상을 야기하는 경우가 있으므로 증상이 나타날 경우에는 음용하지 말아야 한다.

요약하면 위에서 언급한 안전량 이하 혹은 그 주변에 해당되는 양으로 커피를 마시고 있다면 그것이 건강을 해칠까봐 걱정하거나 두려워할 필요는 없겠다. 또한 건강에 대한 우려로 커피를 마시지 않는 사람이 있다면 하루 3~4잔 정도까지 마시는 것은 무방하고 오히려 건강에 유익할 수도 있겠다. 그러나 카페인 및 커피에 대한 영향은 사람마다 차이가 있으므로 커피로 인해 두근거림, 흉통, 위장 장애 등의 증상을 야기하는 경우에는 마시지 않거나 증상이 야기되지 않을 정도로 소량만 마시는 것을 추천한다.

술에 대한 오해와 진실

한국인 남성의 월간 음주율은 75%다. WHO(세계보건기구)의 2010 년 자료에 따르면 한국인의 알코올 소모량은 세계 17위에 올라 있다 (한국의 순위는 프랑스나 독일보다 높고, 한국보다 상위에는 러시아와 동 유럽 국가들(루마니아, 우크라이나 등)이 주로 위치하고 있다). 통계를 차 치하고서라도 성인 남성인 필자의 경험을 바탕으로 보아도 주변에 술을 못하는 사람은 거의 없다. 게다가 술을 못하면 약간 별종 취급 을 받으니 사회생활을 하면서 술을 무시하기란 쉽지 않은 일이다.

젊은 나이부터 알코올 중독에 가까운 수준으로 술을 마셔도 사회적으로 그냥저냥 봐주는 분위기고, 본인도 나름의 멋과 철학을 가지고 있다고 주장한다. 사실 이들을 계도할 만한 40, 50대 이상의 어른들도 상황은 크게 다르지 않아서 소위 '삶의 낙'을 잃어버린 아버지 세대들의 굳어버린 음주습관(주변의 많은 아버지들이 저녁식사를 하며 소주 한 병 이상을 매일 반주로 하신다)은 여러 가족 구성원에게 해결되지 않는 골칫거리로 자리 잡고 있다.

술과 담배는 현대인의 대표적인 기호품이자 몸에 해롭기로 알려진 가장 대표적인 물질이기도 하다. 그런데 담배는 '백해무익(百害無益)'한 것이 비교적 많이 알려진 반면 술에 대해서는 어느 정도 이견이 존재한다. 약간의 술은 건강에 좋다는 이야기, 술에 무슨 물질(과일류부터 뱀에 이르기까지)을 넣어 약용으로 먹는다는 이야기, 동양 의학서에 특정 술이 건강에 좋다고 언급되었다는 이야기 등 이에 대한 정보도 홍수와 같다. 이러한 정보는 대개 그 근거가 부족하며, 대부분의 의사들 역시 그런 정보를 믿지 않고 절주(節酒)하길 권할 것이다.

그렇다면 술은 정말 백해무익할까? 술은 그 즐거움과 향미에도 불구하고 완전히 끊어야 하는 '독(毒)'인 걸까? 이에 대한 의학적 견지는 어디에 와 있을까?

술과 담배를 같이 하는 경우

술은 세계암연구재단(WCRF)의 보고서에서 1등급 발암물질(발암 연관성이 거의 확실한)로 분류되었고, 국제보건기구(WHO)의 자료에서도 1등급 발암물질로 분류되었다. 알코올의 대사물(아세트알데히드 등)이 DNA를 파괴하거나 정상세포의 암세포로의 분화 촉진, 암세포의 생장속도 증가 등이 암을 유발하는 기전으로 제시되고 있다. 다양한 역학적 연구 및 실험실 연구 등을 고려해볼 때 알코올이 암을 유발하는 것은 어느 정도 증명되었다고 볼 수 있다(술과 관련하여 가장 위험성이 높은 것으로 알려진 암은 구강, 인두, 식도 등 술이 거쳐 지나가는 소화기관의 암과 유방암이다).

특히 술을 마시면서 담배를 함께 피우는 경우는 그 해악이 심각해진다. 술을 마시는 사람들은 자제력이 약해지고 담배의 '맛'이 좋아진다는 이유로 더욱 담배를 찾는 경우가 많다. 술과 담배의 발암력은 상승효과가 있는 것으로 보이며, 흡연과 과음을 동시에 하는 사람은 그렇지 않은 사람에 비해 구강 혹은 인두암 발병률이 300배나 증가한다는 보고도 있었다(성대암, 식도암 등의 발병률도 수십 배이상 증가한다고 한다).

술을 마시며 담배를 피우는 것은 그야말로 암 폭탄을 몸에 투하하는 것과 같다. 단언하건대 다양한 건강정보를 읽고 운동을 하여 몸을 관리하는 등의 노력을 전부 합쳐도 흡연자가 금연하는 것 이상의 효과를 얻을 수 없다. 담배를 완전히 끊기 어려운 흡연자라도, 특히 술을 마실 때는 절대 흡연하지 않을 것을 강력히 권고한다.

□ ■

음주량과 암 발생

세계암연구재단 보고서에서는 모든 종류의 술이 암의 원인이 될 수 있다고 말한다. 우리나라의 국가암정보센터에서도 암 발생 위험은 술의 종류보다 음주량에 의해 더 큰 영향을 받는다고 말하고 있다.

1980년대 출발하여 유행을 맞았던 '프렌치 패러독스(French paradox)'는 지방 섭취가 많은 프랑스인들의 심혈관 질환 사망률이 북미 등에 비해 낮았던 이유를 와인 섭취 때문이라고 주장한 캐치프레이즈다.

소량의 음주가 심혈관계 질환의 위험을 낮추는 것은 와인뿐 아니라 다른 주류에서도 공통적으로 나타났다. 와인이 맥주나 다른 술에 비해 이러한 유익이 조금 더 높다는 보고도 있지만, 현재는 알코올의 종류보다는 섭취량이 심혈관 질환이나 암의 위험 혹은 유익에 더욱 영향을 미친다고 보는 것이 학계에 공통적으로 받아들여지는 중의(衆意)다.

리스베라트롤(resveratrol)은 포도의 껍질과 씨앗에 주로 포함되어 있는 물질로서 항암, 수명연장 등의 효과가 있는 것으로 알려져 있고 물보다 알코올에 잘 녹는다. 따라서 레드와인에 많이 포함되어 있으며 프렌치 패러독스를 설명해줄 수 있는 물질로 기대되었다.

한 동물실험에서 리스베라트롤이 쥐들의 수명을 늘리고 건강 상태를 개선한 효과가 나타나 과거 《네이처(Nature)》지에 보고되었다. 그런데 실제로 체중 70kg의 사람이 그만큼의 효과를 얻으려면 약 1,000L에 달하는 와인을 마셔야 된다고 한다(이후 연구된 최근의 임상연구에서도 리스베라트롤은 의미 있는 결과를 얻지 못했다). 막걸리의 파네졸 성분에도 항암효과가 있다고 보도되었는데, 같은 맥락에서 항암효과를 내려면 750cc짜리 막걸리 10병 이상을 마셔야 한다는 비판이 있었다.

술을 포함하여 여러 식품에는 아직까지 알려지지 않은 수십, 수백 가지의 성분이 있고, 그중에 항암효과를 보일 수 있는 물질이 일부 포함되어 있는 경우는 흔하다. 그중 하나의 물질에 항암효과가 있는 것으로 알려졌다고 해서 그 식품 자체가 건강에 유익하거나 항암효과가 있는지는 더욱 주의 깊게 살펴야 한다. 특히 술의 경우는 다량 섭취할 경우 알코올에 의한 위해가 크므로 항암물질이 발견되었다고 부화뇌동(附和雷同)하여 마음 놓고 과음하는 것은 절대 금물이다.

소량의 음주와 건강

과음을 하는 것이 건강에 유익하다고 주장하는 내용은 당연히 어디에도 없다. 과음은 여러 암뿐만 아니라 심혈관계 질환, 간질환, 고혈압 등 다양한 질병을 야기한다. 그렇다면 소량의 술을 마시는 경우는 어떨까? 국가암정보센터에서는 암 발생에는 적정 음주량이 없고, 한 잔의 술도 암 발생 위험을 높이는 것으로 알려져 있다고 언급하고 있다. 또한 세계암연구재단의 보고서에서도 암으로부터 안전한 역치량은 알려지지 않았다고 했다.

110개의 연구를 분석한 한 메타분석에서 하루에 약 1 표준잔(10~15g의 알코올을 이야기하며 대략 맥주 1캔, 소주 1/4병 정도에 해당한다)을 마시는 경우에도 유방암 위험도가 소량 증가했다는 보고가 있었다. 구강암이나 식도암 등 술이 직접 영향을 미치는 소화기관의 암 역시 소량의 음주에도 증가하는 양상을 보였다.

반면 소량의 음주가 수명연장이나 건강에 유익할 것이라는 연구도 있다. 소량의 음주는 특히 심혈관계 질환에 유익한 효과가 있는 것으로 보이는데, 2006년에 발표된 한 메타분석(100만 명 이상의 인구와 94,000례의 사망례를 대상으로 한 대규모 연구임)에서 하루에 2 표준잔 이하로 술을 마시는 여성, 4 표준잔 이하로 술을 마시는 남성의 총 사망률이 비음주자에 비해 18% 정도 낮다는 결과가 있었다

(그 이상으로 많이 마시는 경우는 오히려 사망률이 증가했다).

　이 연구를 포함하여 다량의 연구에서 소량의 음주가 관상동맥질환, 뇌졸중 등에 예방적인 효과가 있다는 결과를 발표했다. 뇌졸중에 관해 연구된 한 메타분석에서 하루에 1 표준잔 정도의 음주를 하는 사람은 뇌졸중의 위험이 17% 낮았다고 보고했다. 반면 하루에 4 표준잔 이상의 음주를 하는 경우에는 위험이 64% 높아졌다. 관상동맥질환에 관한 어떤 연구에서는 일주일에 2~7 표준잔 정도의 음주를 하는 사람의 관상동맥질환 발생률이 여성의 경우 49%, 남성의 경우 38% 낮아졌다.

　심혈관계 질환과 음주와의 관계를 나타낸 연구결과들은 특징적으로 'J' 모양의 그래프를 그린다. 즉, 소량의 음주를 하는 경우 그 예방적 효과가 나타나다가 음주량이 많아지면 오히려 그 위해가 더욱 빠르게 커지는 것이다. 이에 미국심장학회에서는 소량의 음주는 심장질환에 유익이 있는 것으로 보이나 여성의 경우 하루 1잔, 남성의 경우 하루 2잔 정도를 넘지 않도록 권고하며, 술과 다른 질환과의 연관성, 연구의 부족 등을 이유로 심장질환을 예방하기 위해 술을 마시는 것은 추천하기 어렵다고 하였다.

□ ■

건강한 음주를 위하여

음주는 암과 심혈관계 질환이라는 두 개의 커다란 이슈와 별개로 다른 여러 가지 문제를 갖고 있다. 일단 중독성이 매우 강하여 마시게 되면 소위 '적절한 수준'으로 조절하는 것이 쉽지 않다. 또한 음주운전을 포함한 사건사고, 폭력 및 범죄와 자살 등 사회적인 사건사고와도 밀접하게 연관되어 있다.

2018년에 개정된 세계암연구재단과 미국암협회의 보고서에서는, 소량의 음주를 할 경우 심혈관계 질환 감소 등의 유익이 있다는 보고가 있지만, 암과 관련해서는 암 예방을 위해서는 술을 마시지 않는 것이 가장 좋다고 보고하고 있다. 따라서 암을 경험한 사람에게는 특히 금주하는 것이 권장된다. 그것이 소량일지라도 말이다. 앞서 이야기했듯 소량의 음주라도 암을 유발할 수 있는 가능성이 있고, 그 최소한의 양은 아직까지 알려지지 않았기 때문이다.

또한 음주와 관련된 역학 연구에 있을 수 있는 맹점(예를 들면, 술을 끊은 사람과 술을 꾸준히 마신 사람을 비교하는 경우 술을 끊은 사람은 기존에 질환이 있었을 가능성이 있다. 또한 소량씩 술을 즐기는 사람은 사회 · 경제적 위치가 양호하고 건강에 신경을 쓰는 사람일 가능성이 높다)이 있으므로 연구결과를 과신하는 것도 조심스럽다. 따라서 심혈관 질환을 주로 다루는 학회에서도 술을 마시지 않던 사람에게 건강을 위해 새로이 음주를 시작하는 것을 추천하지는 않는다.

또한 사람마다 알코올에 대한 반응이 다르며, 특히 알코올의 대사물질로 독성이 있는 아세트알데히드의 분해 능력이 떨어지는 사람의 경우(소량의 음주에도 심하게 얼굴이 붉어지고 심장이 두근거리는 사람들로, 한국인을 포함한 동아시아인에 많다)에는 발암률이 일반인에 비해 더 높다는 연구결과가 있으므로 이들은 더욱 주의해야 할 것이다.

요약하면 과음, 음주시 흡연, 암을 경험했던 사람의 음주 그리고 소위 '술이 받지 않는 사람'의 음주는 추천되지 않는다. 그러나 금연 및 여타 건강수칙을 지키며 음주를 소량으로 제한하고자 하는 사람에게 무조건적인 금주를 권할 필요는 없어 보인다. 또한 여러 논문에서 공통적으로 이야기하듯이 술을 마시지 않거나 끊은 사람이 건강을 위해 다시 술을 마시기 시작하는 것은 추천되지 않는다.

5
'몸짱'은 암도 피해간다

우리나라를 포함해 현대화된 대부분 사회에서 미의 기준은 '날씬한 사람'이다. 조금이라도 통통한 사람은 희화화되어 개그 프로그램의 소재나 놀림거리로 쓰인다. 조각 같은 복근, 소위 '식스팩'을 자랑하는 연예인은 사람들의 부러움을 사며, 미디어에서는 끊임없이 운동의 유익성을 강조한다.

사실 사람들에게 '운동'과 '비만 퇴치'가 관심사가 된 지는 얼마 되지 않았다. 인류는 원시시대부터 생존을 위해 수렵과 채집 등 상당한 체력이 요구되는 활동을 해왔으며, 20세기 초반까지만 해도 꽤 긴 거리를 걸어 출퇴근이나 통학을 했고 직장이나 가사노동에도 많은 에너지를 써야 했다.

20세기 후반에 들어서면서 교통수단이 발달하고 자동차가 대중화되어 사람들이 걸어서 이동하는 양은 많이 감소했다. 또한 매우 고가였던 TV와 컴퓨터가 대중에게 보급되면서 여가의 대부분을 이들을 시청하며 가만히 앉아 보내는 경우가 많아졌다. 이로 인해 비만 인구가 늘어났고, 장시간 앉아 있는 습관으로 인해 요통 등 만성적 통증에 시달리는 사람도 많아졌다.

늘씬하고 보기 좋은 외형뿐 아니라 고혈압이나 당뇨 등 성인병 예방을 위해서도 운동의 중요성은 늘 강조되고 있다. 그런데 이러한 운동이 암을 예방하는 데도 도움이 된다는 사실을 아는 사람은 많지 않다. 지금부터 운동과 암의 관계에 대해 살펴보자.

□ ■
대장암과 여성암 예방하는 활동적 생활습관

운동, 좀 더 정확히 말하면 '활동적 생활습관'은 세계암연구재단의 분류에서 대장암을 예방하는 1등급 요소로 분류된다.

대부분 연구에서 직업적으로 활동량이 많은 직업(운동선수, 농부, 어부 및 여타 육체 노동자)을 가진 사람이나 레저활동을 많이 하는 사람에게서 대장암 발병률이 낮았으며, 운동을 더 자주 높은 강도로 할 경우에 대장암을 예방할 수 있는 정도가 더 높았다. 한 연구에서는 하루에 중등도 이상의 운동(심장이 빨리 뛰거나 숨이 가볍게 찬 수준. 빠르게 걷기 혹은 그 이상의 강도)을 대략 두 시간 이상 하는 사람의 경우 운동을 거의 하지 않는 인구군에 비해 대장암 발병률이 거의 절반 수준(53%)이었다.

대장암에 관한 연구만큼 그 수가 많진 않지만, 운동을 자주 하고 활동량이 많은 사람의 경우 유방암과 자궁내막암의 발병을 줄인다는 연구도 다수 있다. 특히 폐경 후 유방암은 활동적 생활습관으로 예방될 수 있는 것으로 보이며, 운동과 활동적 생활습관은 자궁내막암과 폐경 후 유방암을 예방할 수 있는 2등급(probable) 항암요소로 분류된다.

이들 대장암이나 여성암의 경우 활동적 생활습관에 의해 예방될 수 있는 원리로 다음과 같은 것들이 제시되고 있다.

- 체지방량의 감소로 인한 이차적 항암효과
- 장운동 활성화로 인한 음식물의 장 통과시간 감소
- 면역체계의 강화
- 인슐린, 스테로이드 등 호르몬과의 관련성

또한 자궁암이나 유방암보다 근거등급은 낮지만 2018년 개정된 최근의 미국암협회와 세계암연구재단의 보고서에서는, 활동적 생활습관이나 운동이 폐암, 간암, 식도암 등의 발병률을 낮출 수 있는 의미 있는 요소라고 보고하였다.

□ ■

활기차고 건강한 삶을 위하여!

세계암연구재단에서는 하루 최소 30분 이상 활동적으로 움직일 것을 권장한다. 어떤 종류의 운동도 암 위험을 낮추는 데 기여할 수 있다. Better than nothing! 운동이 익숙하지 않은 사람이라도 무리가 되지 않도록 30분씩 걷는 것부터 습관을 들일 것을 권한다.

무엇보다 강조하는 것은 TV 시청 등 가만히 앉아 움직이지 않는 시간을 줄이라는 것이다. 더욱 건강한 삶을 살고자 하는 사람이라면 하루 60분 이상의 중등도 운동(심장이 뛰거나 숨이 약간 찬 정도. 속보 이상의 운동)을 추천한다.

운동은 단순히 날씬한 몸만을 위해서 하는 것이 아니다. 운동은 성인병과 암을 예방할 뿐 아니라 우울증 감소에도 의학적으로 효과가 있는 것으로 증명되었다. 몸이 늘어지고 마음이 허하다고 해

국민 암 예방 수칙(출처 ; 국가암정보센터)
- 담배를 피우지 말고, 남이 피우는 담배 연기도 피하기
- 채소와 과일을 충분히 먹고, 다채로운 식단으로 균형잡힌 식사하기
- 음식을 짜지 않게 먹고, 탄 음식을 먹지 않기
- 술은 가급적 마시지 않거나 줄이기
- 주 5회 이상, 하루 30분 이상 땀이 날 정도로 걷거나 운동하기
- 자신의 체격에 맞는 건강 체중 유지하기
- 예방접종 지침에 따라 B형 간염 예방접종 받기
- 성 매개 감염병에 걸리지 않도록 안전한 성생활 하기
- 발암성 물질에 노출되지 않도록 작업장에서 안전 · 보건수칙 지키기
- 암 조기 검진 지침에 따라 빠짐없이 검진받기

서 집에서 푹 쉬면서 TV만 보고 있으면 더욱 마음속 나락으로 빠질 뿐이다!

겨울철에도 춥다고 자꾸 움츠러들 것이 아니라 부부가 함께 속보를 해도 좋고 용기를 내어 헬스장이나 수영장에 등록하는 것도 좋다. 지겹도록 들리는 '운동하라'는 말! 이제 암 예방을 위해서라도 용기를 내어보기를 바란다.

모유수유, 선택이 아닌 필수

모유수유가 유방암 예방에 효과가 있다는 이야기를 처음 들었다는 사람들이 많다. 모유수유의 유방암 예방 효과에 대해서는 의학적으로 꽤 알려져 있으며, 의과대학의 교과서에 실려 있을 정도로 정설화된 내용이다. 대부분의 산부인과에서도 이런 이유로 모유수유를 적극 권장하고 있다.

2018년 보고된 미국암협회와 세계암연구재단의 보고서에서는, 모유수유는 유방암을 예방할 수 있는 강력한 근거가 있고(2등급 항암요소), 난소암을 감소시킬 수 있는 가능성(3등급 항암요소)이 있다고 보고하였다. 최근의 연구 몇 가지를 살펴보며 모유수유가 유방암을 예방하는 데 얼마나 효과가 있는지 알아보자.

□ ■

오래 할수록 좋은 모유수유

의학에서 '다다익선(多多益善)'이라는 말을 쓸 수 있는 경우는 많지 않다. 일반적으로 아무리 좋은 약이라도 많이 쓰면 부작용이 생기고 몸에 독이 될 수 있기 때문이다. 그런데 모유수유에 관한 연구를 살펴보면 모유수유는 많이 하면 할수록 발암률을 낮추는 결과를 보였다. 어느 정도 이상 수유를 하면 오히려 독이 된다는 이야기를 찾기 어려웠다. 이에 필자는 조심스럽게 '다다익선'이라는 비유를 쓰고자 한다.

미국에서 진행된 36만 명의 여성을 대상으로 한 연구에서 모유수유를 한 경험이 있는 군과 모유수유를 전혀 해보지 않은 인구군을 비교했다. 모유수유 경험이 있는 군의 유방암 위험은 그렇지 않은 군에 비해 25% 낮았다. 특히 유방암의 가족력이 있는 인구군의 경우 모유수유를 하게 되면 하지 않은 군에 비해 유방암 위험률이 60% 감소했다.

유사한 크기의 인구군을 대상으로 한 또 다른 연구에서는 수유를 전혀 하지 않은 사람에 비해 수유한 경험이 있는 사람은 유방암 위험률이 17% 낮았다. 또한 3명 이상의 아이에게 모유수유를 한 인구

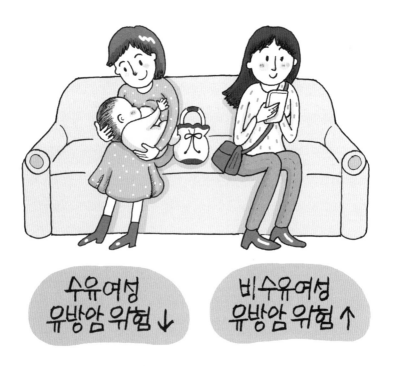

수유여성
유방암 위험 ↓

비수유여성
유방암 위험 ↑

▲ 아이를 낳는 것 자체가 유방암 위험의 예방인자다. 일반적으로 출산 경험이 없는 여성은 출산 여성에 비해 유방암 위험률이 1.2~1.7배 증가했다. 또한 아이를 많이 낳고 모유수유 기간이 길어질수록 유방암 위험률이 낮아졌다.

군의 경우는 유방암의 위험률이 47% 낮아졌다.

한 메타분석에서는 47개의 연구를 통합하여 통계를 냈다(개개의 연구는 세세한 내용을 알기 쉽지만, 메타분석에서는 큰 흐름을 알기 쉽다는 장점이 있다). 이 연구에서는 모유수유를 12개월 할 때마다 4.3%, 아이를 1명 낳을 때마다 7%씩 유방암 위험도가 감소한다는 통계를 냈다.

또한 모유수유 기간이 길어질수록 유방암 위험도가 감소했으며, 총 모유수유 기간이 55개월 이상인 경우에도(8~9명 이상의 아이를 낳은 것으로 보인다) 지속적으로 유방암 위험률이 감소하는 양상을 보였다.

□ ■

저출산과 모유수유

연구결과를 요약하면, 모유수유를 하지 않는 경우와 비교하여 모유수유를 한 경우에 유방암 위험률은 대략 20% 전후로 낮아졌다. 아이를 많이 낳고 모유수유 기간이 길어질수록 위험률은 더욱 낮아졌다.

또한 앞서 연구에서 언급되었듯이 아이를 낳는 것 자체가 유방암 위험의 예방인자가 된다. 통계에 따라 다르지만 일반적으로 아이를 낳은 경험이 없는 여성은 그렇지 않은 여성에 비해 유방암 위험률이 1.2~1.7배 증가하는 것으로 보고된다.

그런데 앞서 언급했던 금연, 금주 혹은 식습관과 달리 아이를 낳는 것은 건강에 대한 의지로 쉽게 결정할 수 있는 문제가 아니다. 따라서 본인의 상황에 맞추어 출산하되 건강에 문제가 없는 한 아이에게 충분히 모유를 수유하는 것이 좋겠다.

세계암연구재단과 미국암협회의 보고서에서 발표한 모유수유에 관한 추천 기준은 다음과 같다. 의미의 왜곡이 없도록 먼저 전문을 발췌한다.

'Aim to breastfeed infants exclusively up to 6 months and continue with complementary feeding thereafter. ('exclusively' means human milk only, with no other food or drink, including water)' - Second expert report of WCRF & AICR, Food, Nutrition, Physical Activity, and the Prevention of cancer: a Global perspective.

위 보고서 내용을 다시 정리하면 "출산 후 6개월까지 모유수유만으로 영양 공급을 시행하고, 이후 모유수유와 함께 이유식을 제공하도록 권장한다"는 것이다. UN도 유아 및 소아의 영양 공급에 관련한 세계적 지침(global strategy)을 세우는 기준으로 이 가이드라인을 참조했다.

필자는 출산의 고통과 수유의 수고로움을 모른다. 그러나 우리나라 그리고 이 세계의 많은 여성이 그러한 고충을 견디어내어 지금의 인류가 유지되는 것은 안다. 지금도 출산과 육아, 심지어 경제활동까지 해내며 인류를 지탱해가는 모든 여성과 어머니들에게 감사를 전하며 이 장을 마친다.

홍샘's summary

　　　　　　　암 예방에 관한 이야기를 풀어놓을수록 느끼게 되는 것은 새로운 내용이 거의 없다는 사실이다. 대부분 우리가 이미 알고 있으면서도 지키기 어려웠던 내용이다.

　지금의 나와 당신을 만든 것은 수십 년 동안 살아온 생활습관이지 인터넷이나 홈쇼핑으로 주문하는 식약재나 운동기구가 아니다. 앞서 언급된 내용들을 천천히 반복해서 읽으며 온전히 내 삶으로 받아들이도록 노력해보자. 그러면서 자신에게 맞는 삶의 방식을 만들어나가야 한다.

- 흡연은 '시대의 실수'다. 장수한 시골집 골초 할머니도, 체질이 다르다는 '썰'도 당신을 지키지 못한다.
- 흡연의 발암기전은 과학적으로 '밝혀졌다'.
- 간접흡연이 암을 발생시키는 것도 '밝혀졌다'.
- 전체 암 사망 중 3분의 1은 흡연 때문이다.
- 흡연은 폐암을 30배, 그 외 구강 · 인두 · 비강 · 성대 · 식도 · 간 · 위 · 대장 · 췌장 · 신장 · 방광 등 거의 모든 암 발생을 높인다.
- 금연을 위해 병 · 의원을 방문하면 금연 성공률이 6배 증가한다.
- 비만은 세계암연구재단 보고서 기준 1등급(convincing) 발암요소다.

- BMI 22~27(신장 172cm 남성의 경우 65~79kg, 160cm 여성의 경우 56~69kg)의 범주에서 총 사망률이 가장 낮다.
- 다이어트를 위해서는 출처가 불분명한 정보들을 믿지 말고 전문가와 상담하자.
- 커피는 몸에 해롭다는 인식이 있지만, 최근의 보고에서는 암과 관계없거나 오히려 암 발생률을 낮춘다는 보고가 많다.
- 커피는 파킨슨병과 당뇨 등에 유익하다는 보고가 있는 반면, 노인의 골다공증과 요실금을 악화시킨다는 보고도 있다.
- 1일 400mg 이하의 카페인(내린 커피 3~4잔 기준)은 여러 질병과 무관하게 섭취 가능하다는 보고가 있다.
- 커피로 인해 두근거림, 위장 장애, 흉통 등의 증상이 생긴다면 마시지 않는 게 좋다.
- 술은 발암성이 있는 물질이다. 특히 담배와 같이 필 경우 최악이다(인두암 발병률이 300배나 증가한다).
- 소량의 음주는 심혈관계 질환을 낮추고 수명을 늘린다는 보고가 있으나, 과음할 경우 오히려 좋지 않다.
- 세계암연구재단과 미국암협회에서는 암 예방을 위해서 술을 마시지 않는 것을 권고한다. 따라서 가족력이 있거나 암을 치료한 환우분들은 가급적 술을 끊거나 줄이는 것이 좋다.
- 술을 마시지 않던 사람이 건강을 위해 새로이 마시는 것은 추천되지 않는다.
- 과음, 음주시 흡연, 암을 경험했던 경우, 술을 마실 때 두근거림이나 심한 홍조 등의 증상이 있는 경우에는 술을 마시지 않는 것이 좋다.

- 현대인의 움직이지 않는 습관과 운동부족이 암을 유발하는 요소다.

- 세계암연구재단에서는 하루 최소 30분 이상 활동적으로 움직일 것을 권장한다.

- 더욱 건강한 삶을 원한다면 하루 60분 이상의 중등도 운동(속보 이상)이 권장된다.

- 모유수유는 엄마와 아이 모두에게 유익하며 유방암을 예방한다.

- 아이를 많이 낳고 수유를 오래 하는 경우 유방암 예방률이 더욱 높아진다.

4장

암과 함께
살아가기

암과 함께 살아가기

1
의료진과 신뢰 쌓기

필자는 책을 출판하기로 마음먹은 뒤 암과 관련된 의학서적들(주로 비전문가들이 쓴 것)을 찾아 읽어보았다. 그 내용들을 학문적으로 비판하기에 앞서 공통적으로 모든 서적에서 느낄 수 있는 감정은 '미움'이었다. 물론 가장 큰 것은 병을 향한 '미움'이겠으나, 그들과 함께 최전선에서 병마와 싸워주는 조력자가 되어주었어야 할 의료진에 대한 '미움' 또한 짙게 느껴졌다.

대학병원에 입원하는 사람들은 암뿐 아니라 어떤 병이든 대개 중환이다. 육체적으로도 많은 고통을 감내하고 있고, 정신적으로도 병과 자신의 생명 유지에 대한 두려움, 주변 사람들에게 영향을 미치지 않을까 하는 걱정, 그간 살아온 바에 대한 자책 등 수많은 정신적 부담을 안고 있다. 그런 그들에게 아마도 우리 의료진들이 좋은 위로가 되는 '벗'이 되기에는 부족하지 않았나 싶다.

의사들은 늘 바쁘고 불리한 말을 꺼내기를 두려워한다. 답답한 마음에 환자와 그 가족은 이해하기 쉽고 희망적인 이야기를 하는 서적과 인터넷 정보를 찾는다. 그중에는 그러한 서적과 정보를 너무나도 섭렵하여 탄복할 만한 수준의 지식을 가지고 있는 사람도 많다. 당연한 이야기지만 비전문적인 혹은 검증되지 않은 의학정보는 위험하다(특히 터무니없는 가격을 제시하는 식약재나 보완요법은 주의해야 한다).

최근의 의학정보들은 논문 한두 개를 갖다 대며 과학적 근거가 있는 것처럼 이야기하는 경우가 많다. 하지만 논문 하나에 나왔다고 해서 그것이 과학적 근거가 있는 것은 결코 아니다. 안전하고 확립된 의학정보라는 것은 최소한 어느 정도 권위가 있는 저널에 실린 논문이 여러 연구자들에 의해 반복적으로 연구되면서 비교적 일관된 결과를 내고, 교과서에 실리거나 주요 보건기관에서 인증하여 발표하는 등의 과정을 거쳐야 비로소 신뢰할 수 있게 되는 것이다.

필자 또한 대학병원에서 손님(환자나 보호자)으로 있어본 경험이 있다. 병원에서 일을 하는 사람임에도 언성을 높이는 일이 수차례 있었고, 그 억울함은 병마에 의한 스트레스와 더불어 배가되었다.

그러한 설움을 느꼈을 환자와 보호자들에게 의료진을 대신하여 필자가 먼저 사과하겠다. 그리고 필자부터 먼저 환자의 의지가 되는 벗과 같은 의사가 되도록 노력하겠다.

암 진단을 받은 사람들이 궁금해하는 내용을 가장 잘 알고 있는 사람은 환자를 담당하는 의료진이다. 암의 상태, 치료방법이나 예상 경과 등에 대해서는 담당 의료진이 가장 정확하게 답할 수 있다. 주변 사람이나 인터넷 검색, 보조요법 등을 과하게 홍보하는 서적의 내용만으로는(최근에는 논문을 검색해 찾아오는 환자도 많다) 오히려 걱정을 키우거나 오해를 하기 쉽다. 적극적으로 자료를 찾아보는 것은 좋은 자세지만 이를 통해 알아낸 내용에 대해서는 의료진과 상의하고 충분히 질문해야 한다. 의사소통을 통해 의료진과 신뢰를 쌓는 것이 무엇보다 중요하다. 의료진을 신뢰하지 않으면 좋은 치료결과가 나오기 어렵다.

의료진을 만나기 전 질문하고 싶은 목록을 적어두는 것도 좋다. 책이나 인터넷 등을 통해 공부하게 된 지식을 혼자만 생각하지 말고 그 내용에 대해 적극적으로 질문하라. 현명한 환자와 보호자들은 의료진을 만나기 전에 질문할 내용을 준비해둔다. 암 투병의 길에 그리고 치료 종료 후에도 스스로를 보살펴야 할 사람은 결국 자기 자신이다. 공부하고 물어보고 의논하고 감사를 전하자. 투병의 길에 가장 의지가 되는 벗은 가족 그리고 의료진이다.

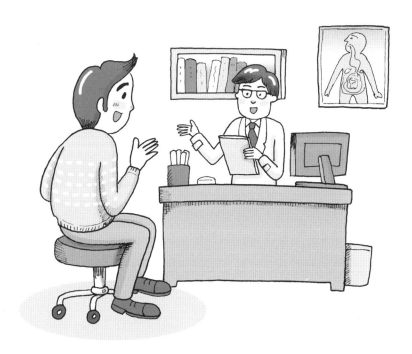

▲ 암 진단을 받은 사람들이 궁금해하는 내용에 대해 가장 잘 알고 있는 사람은 의사다. 의료진을 만나기 전에 질문하고 싶은 목록을 적어두는 것도 좋다. 공부하고 물어보고 의논하자. 투병의 길에 가장 의지가 되는 벗은 가족 그리고 의료진이다.

2
암과 함께 살아가기

암에 걸리면 두렵고 혼란스럽다. 그러나 그것은 나만의 외로운 아픔이 아니다. 이미 숱한 사람들이 겪어왔고, 수많은 사람들이 연구하여 다양한 치료법이 만들어져 있다. 암 선고는 결코 사형선고가 아니다. 전체 암의 5년 생존율은 70%에 가깝고, 이 또한 점점 상승하는 추세에 있다. 또한 아무리 진행된 암이라도 100% 사망하는 암은 없다. 이것은 중요한 희망이다. 희망을 가진 사람의 치유력과 그렇지 않은 사람의 치유력은 차이가 크다.

기분 좋았던 일들 위주로 생각하고 안 좋은 일과 생각을 멀리 하자. 명상, 가벼운 운동 등을 통해 마음을 다스리고 정신과의사나 심리상담사 등 마음의 조력자가 되는 전문가들과 마주하는 일을 두려워하지 말자. 그것은 부끄러운 일이 아니다. 그들을 꺼려 하는 것이야말로 부끄러운 일이다.

암은 전염병이 아니다. 항암 치료의 부작용도 전염되지 않는다. 방사선 치료를 받았다고 해서 옆 사람에게 방사선을 살포하지 않는다(갑상선암의 요오드 치료는 예외다. 이에 대해서는 담당의에게 설명을 듣자). 가족은 환자와 함께 시간을 보내주어야 한다. 환자는 자존감이 떨어지기 쉬우므로 가족과 함께 보내는 시간을 통해 자신이 '의

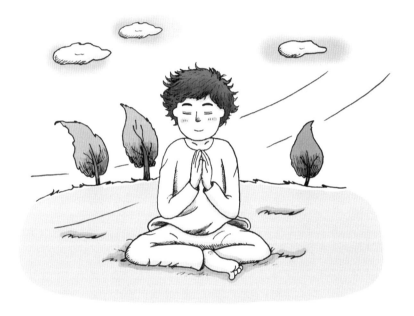

▲ 암 선고는 결코 사형선고가 아니다. 아무리 진행된 암이라도 100% 사망하는 암은 없다. 희망을 가진 사람과 그렇지 않은 사람의 치유력은 차이가 크다. 가벼운 운동과 명상으로 마음을 다스리자.

미 있는 존재'라고 느끼게 된다.

  암 치료에는 필연적으로 부작용이 따르게 된다. 암세포 또한 우
리 몸에서 피와 영양분을 섭취하고 있는 세포이므로 완벽하게 암세
포만을 제거하는 방법은 없다. 따라서 부작용을 두려워해서는 안
된다. 변한 피부색도, 빠졌던 머리카락도 대개 시간이 지나면 돌아
온다. 의료진은 부작용이 있을 수 있음을 이미 예상하고 그에 대처
할 수 있는 방법과 약 등을 생각하고 있다. 부작용은 내 몸이 항암
치료를 통해 암과 사력을 다해 싸우고 있다는 증거기도 하다. 용기
를 내어 치료를 받고 적극적으로 의료진과 주변 사람들에게 도움
을 청하자.

암 환자의 식습관과 생활습관

  국가암정보센터의 지침을 참조하자면 이미 있는 암을 치료할 수
있는 특별한 음식은 없다. 몸에 좋다고 소문난 음식이나 영양소에
관심을 기울이기보다는 충분한 영양을 섭취해 항암 치료를 견뎌낼
수 있는 체력을 만들고 회복을 돕는 것이 좋다.

  환자가 평소 좋아하는 음식에 다양한 과일과 채소 등을 곁들여

영양결핍이 되지 않도록 하자. 규칙적으로 식사하는 것이 좋고 끼니마다 생선, 두부, 계란 등 단백질을 섭취하고 채소 반찬을 두 가지 이상씩 섭취하는 것이 권장된다. 과일도 하루에 한두 번 이상 먹고, 우유나 두유 등도 하루 한 컵 이상 섭취해서 영양을 충분히 하자. 음식은 너무 짜거나 맵지 않게 조리하는 것이 좋다(항암 치료 중인 환자에게는 더욱 자극이 될 수 있다).

암세포는 강한 생장력으로 인해 우리 몸이 써야 할 영양분을 빼앗으며, 항암 치료 또한 환자의 체력을 많이 소진시킨다. 충분한 칼로리를 섭취해 정상체중을 유지하도록 노력하자. 치료 시작 전에 몸무게를 2~3kg 정도 늘려두는 것도 좋다.

최근에는 조기검진의 확산과 의료기술의 발달로 암 진단 후에도 적절한 치료를 거쳐 5~10년 이상 생존하거나 천수를 누리는 경우도 드물지 않다. 이들의 생활습관은 앞서 책에서 소개했던 암 예방을 위한 일반적인 수칙들과 어떻게 다를까?

세계암연구재단과 미국암협회의 보고서를 참조하면 암 경험자(cancer survivor ; 실제 암을 진단 받은 후 살아가고 있는 사람들)의 경우 암 예방을 위한 일반적인 생활수칙(앞서 이 책에서 언급한 내용들이다)을 똑같이 따르도록 권고하고 있다. 한편 암 경험자들의 상황은 너무나도 다양해서 그들 전체에게 해당되는 일반적인 권고안을 만드는 일은 불가능하다. 따라서 앞서 이야기한 식습관과 생활습관에 관한 내용을 참조하되 본인의 상황을 잘 알고 있는 담당 의료진의 권고를 함께 고려해야 할 것이다. 환자 개인의 상황에 따라 필요한 것이 천차만별일 수 있기 때문이다.

4

아직도 가야 할 길

불안하고 두렵다. 슬프고 힘들다. 어떻게 해야 할까? 용기를 내야 한다. 자신이 병에 걸렸으며 치료를 해야 하는 현실을 받아들여야 한다. 과거에도 고통과 난제는 찾아왔고, 그것은 언제나 그렇듯 여태까지 경험해보지 못한 강한 파도였다. 그럼에도 이겨내며 훌륭하게 살아온 당신이다. 숨을 깊이 들이쉬고 마음의 공간을 만들자. 그 안에 몸이 나은 뒤에 하고 싶은 일들을 채워보자.

가만히 슬픔에 젖어 움직이지 않고 있으면 슬픔은 더욱 사람을 나락으로 끌어내린다. 용기를 내어 최대한 몸을 움직이고 식욕을 돋워 밥을 먹고 체력을 회복하자. 사랑하는 사람을 만나 대화하여 기운을 얻고, 선배 암 경험자들의 이야기를 듣고 용기를 내자. 암 환우들의 모임에 참석하여 아픔을 나누고 용기를 얻는 것도 큰 힘이

된다. 종교가 있는 사람은 종교에 의지하여 영성을 기르는 것도 좋다. 영적·종교적 믿음은 투병 과정에서 마음을 편하게 하고 용기를 북돋워준다.

지금 이 순간이 소중함을 잊지 말자. 많은 사람들이 힘든 투병 과정을 통해 삶이 더 행복해졌다고 이야기한다. 용감히 병을 이겨낸 자신이 자랑스럽고, 그간 느끼지 못한 가족과 주변의 사랑을 찾기도 한다. 투병 과정의 긴 시간 동안 그저 슬픔이나 고통 속에만 있다면 그 순간은 죽어버린 것이나 다름없다. 바로 지금 내가 암 환자일지라도 사랑하는 사람들과 삶을 나눌 수 있음을 잊지 말자.

마지막으로 당신의 죄나 과거의 잘못으로 인해 암이 발생한 것이 아님을 잊지 말자. 당신 가족의 죄나 잘못 때문은 더더욱 아니다. 자책은 환자와 가족들을 우울하게 하고 치료 의지를 꺾는다.

필자가 평소 의지하는 성경구절을 인용하며 이 장을 마무리하고자 한다.

예수님께서 길을 가시다가 태어나면서부터 눈먼 사람을 보셨다.

"스승님, 누가 죄를 지었기에 저이가 눈먼 사람으로 태어났습니까? 저 사람입니까, 그의 부모입니까?"

예수님께서 대답하셨다.

"저 사람이 죄를 지은 것도 아니고, 그 부모가 죄를 지은 것도 아니다.

하느님의 일이 저 사람에게서 드러나려고 그리된 것이다."

예수님께서는 이렇게 말씀하시고 나서 땅에 침을 뱉고 그것으로 진흙을 개어 그 사람의 눈에 바르신 다음 "실로암 못으로 가서 씻어라" 하고 이르셨다. 그가 가서 씻고 앞을 보게 되어 돌아왔다.

– 요한복음 中

보완대체요법과 복지

보완대체요법

필자가 지하철을 타고 집에 가는 길이었다. 지하철 안의 광고판에서 'ㅇㅇ요법을 아는 사람은 천하제일 명의가 된다'라고 쓰여 있는 것을 발견했다. 또한 거기에는 책을 읽고 세균을 멀리 할 수 있는 ㅇㅇ요법을 배우면 각종 암뿐 아니라 당뇨, 고혈압, 류머티즘, 통풍 등 온갖 질환을 치료할 수 있다고 쓰여 있었다.

암 치료만큼 시중에 다양한 보완대체요법이 나와 있는 질환은 없을 것이다. 인터넷 등의 발달로 이들 보완요법이나 식자재 등에 대한 정보는 폭발적으로 쏟아지고 있다. 의사를 포함한 의료진이 그 위험성이나 허구성에 대해 계속해서 이야기하지만 그래도 그 수요가 끊임없이 이어지기에 계속해서 그런 치료법과 식자재 등이 나오는 것이 아닌가 싶다.

근래에 나오는 보완대체요법에 대한 정보들은 하나같이 '과학적'이라고 주장하거나 사회적 명성을 가진 특정인을 지칭하며 신뢰성을 획득하려고 한다. 그렇다면 도대체 소위 '과학적' '의학적'이라는 것은 무엇일까?

의학 연구에는 여러 가지 방법이 있는데 그중에서 가장 강력한 연구는 두 집단을 비교 연구하는 것이다. 한 집단에는 특정 약이나 치료법을 제공하고, 다른 집단에는 위약이나 치료를 제공하지 않은 뒤 치료 결과의 차이를 평가하는 무작위 비교 임상시험이다. 특정 질환군의 수가 적거나 치료에 대한 선호도 차이 등으로 무작위 임상시험이 어려운 경우에는 과거 치료했던 환자들의 자료를 기반으로 연구하기도 한다. 무작위 임상시험을 포함한 모든 연구는 연구와 관계없는 관련 전문가에게 평가를 받은 뒤 의학 전문지에 발표된다.

연구결과가 발표된 뒤 추후의 다른 연구에서도 유사한 결과가 나오고, 대규모의 환자군을 통한 연구 등으로 더욱 신뢰를 얻고 실제로 병원에서 상용화되면 그것이 점차 의학적인 정설이 된다. 이러한 점진적 과정을 거쳐 그간의 의학은 천천히 조금씩이지만 꾸준히 발전의 길을 걸어온 것이다. 그렇다고 해서 '그러면 그러한 과정을 거치지 않으면 전부 비과학적이냐?'라고 묻는다면 꼭 그렇다고 이야기할 수는 없다. 하지만 이런 일련의 과정을 거친 치료법보다는 아무래도 안정성 등을 신뢰하기 어려운 것이 사실이다.

세계암연구재단에서는 반드시 직접적으로 항암 치료를 하는 요법이 아니더라도 상담, 이완, 예술이나 음악치료, 정신수양, 아로마테라피, 요가 및 운동, 태극권이나 기공, 올바른 영양섭취 등은 암의 회복에 어느 정도 긍정적인 영향을 미칠 수 있는 것으로 이야기하고 있다.

환자들은 종종 외래에서 본인이 먹는 ○○버섯, ○○치료, ○○요법 등이 효과가 있는지, 과학적 근거가 있는지 물어본다. 솔직히 말하면 필자도 잘 모른다. 그런 요법에 대해서 의사나 의학자들은 배우지 않는다. 다만, 종양학 의사의 입장에서 환자들이 이러한 요법을 접할 때 특히 주의해야 할 점 몇 가지를 제시하고자 한다.

1. 터무니없는 가격을 요구하는 경우 일단 주의하십시오.
2. 수술, 방사선, 항암제 치료 등 정규 항암 치료를 하지 않거나 중단하기를 권유하는 경우, 담당의와 반드시 상의하십시오.
3. 임상시험을 거쳤는지, 연구결과가 발표되었는지, 그리고 그 내용을 담당의와 상의해도 괜찮은지 물어보십시오.

4. 식약청의 승인을 거쳤는지 확인하십시오.

5. 이 치료법에 대해서 의사에게 이야기하지 말라고 하는 경우 특히 주의하십시오.

□ ■

암 환자의 복지

우리나라는 암 치료에 대한 의료보험 혜택이 양호한 나라임에도 불구하고 실제로 암 진단과 치료 과정에서 진료비 문제는 환자와 가족들에게 큰 부담이 된다(개인적으로 암 보험은 들어두는 것을 추천한다).

의료법에 따라 모든 종합병원에는 사회복지사 자격증을 가진 사회복지사가 환자의 경제적 어려움을 상담하도록 되어 있다. 병원에서 담당의나 간호사에게 사회복지사와의 연결을 부탁하거나 병원 내의 사회복지팀을 방문하면 된다. 경제적 문제로 상담할 경우 국가지원사업이나 민간후원단체로의 연결을 지원·상담해주게 되며, 간병인이나 봉사자, 치료 후 재활이나 사회복귀 등의 문제도 상담을 요청할 수 있다.

일반적으로 경제적 상담을 받을 경우에는 다음과 같은 서류가 필요하다. 진단서, 의료보험증, 주민등록등본, 세목별 과세증명, 진료비납입내역서, 등기부등본 혹은 임대차계약서 사본, 부채증명서 등이 그것이다.

병동에 함께 입원해 있었는데 특정 환자만 지원금을 받는 경우 타 환자로부터 시기를 살 수 있으므로 지나치게 이야기하고 다니는 것은 좋지 않다. 특히 병동 내에서 재산 상태 등을 과시하던 사람이 지원금을 받는 경우 환자들끼리 언성을 높이게 되는 경우가 있으므로 불필요한 이야기는 하지 않는 것이 좋겠다.

진료비를 지원해주는 대표적인 후원기관은 다음과 같다.

▼ 진료비를 지원해주는 대표적 후원기관(출처 ; 국가암정보센터)

기관명	연락처	후원 내용	홈페이지
사회복지 공동모금회	02) 6262-3055	치료비, 수술비 및 이식 비 지원	www.chest.or.kr
생명나눔 실천본부	02) 734-8050	치료비, 수술비 및 이식 비 지원	www.lisa.or.kr
어린이재단	02) 2606-0644	치료비, 수술비 및 이식 비 지원	www.childfund.or.kr
한국백혈병 소아암협회	02) 3141-5367	소아암 환자의 치료비, 수술비 및 이식비 지원	www.soaam.or.kr
한국백혈병 어린이재단	02) 766-7671	소아암 환자의 직·간접 치료비, 이식비 지원	www.kclf.org
한국사회복지협의회 새생명지원센터	02) 2077-3961~2	소아암 환자의 치료비, 수술비 및 이식비 지원	www.kids119.or.kr
한국소아암재단	02) 3675-1145	소아암 환자의 치료비, 수술비 및 이식비, 생활 안정 지원	www.angelc.or.kr
한국심장재단	02) 414-5321	이식비 지원	www.heart.or.kr
한국유방건강재단	02) 709-3900	여성암 환자의 수술비, 치료비 지원	www.kbcf.or.kr

올바른 암 정보 찾는 방법

약이나 수술, 방사선 등은 고도로 전문화된 의료인의 영역이지만, 음식과 생활습관에 대해서는 수많은 상품과 정보가 범람한다. 무슨 버섯, 어떤 엑기스, 특정 성분을 넣은 침구류 등 수많은 건강보조식품과 제품들이 제각각 암에 대한 효능을 이야기하며 판매되고 있다.

아직까지 현대 의학은 어떤 음식 혹은 그 음식의 어떤 성분이 암을 유발하거나 예방하는지 완전히 알지 못한다. 따라서 필자는 보건·의료와 관련된 특정 상품이나 특정 직군을 비판하는 일이 무척 조심스럽다. 그들을 비판할 수 있을 만큼 현대 의학이 암의 원인에 대해 명확히 밝혀내지 못했기 때문이다. 다소 상투적으로 들릴지라도 오히려 그런 정보의 홍수 속에서 가장 학문적 근거가 명확한 항암요소들을 찾아내 알려주는 것이 필자를 포함한 의사들이 해야 할 역할이라 생각된다.

암과 관련 있는 식습관과 생활습관에 대해서는 다양한 문헌에서 소개하고 있지만 필자가 가장 많이 참조했던 것은 미국암협회와 세계암연구재단이 발간한 전문가 보고서다. 이 보고서에서는 여러 가지 생활습관과 식습관을 요소별로 정리하여 관련된 항암·발암효과를 1~4등급으로 분류하고 있다. 이 보고서에 언급된 2등급 이상의 항암 혹은 발암효과가 있는 요소들은 '강력한 근거가 있는' 요소들로 권고된다. 언급된 내용을 간략하게 정리하면 다음과 같다.

▼ 강한 근거가 있는 항암 혹은 발암요소

항암요소 (1등급 혹은 2등급)	비전분성 채소 및 과일 섭취(구강, 인두, 식도암 등) 전곡류나 고섬유질 음식, 유제품(대장암) 모유수유(유방암) 커피(간, 자궁내막암) 운동(대장, 유방, 자궁내막암)
발암요소 (1등급 혹은 2등급)	술(구강, 인두, 성대, 식도, 간, 대장, 유방암) 비만(구강, 인두, 성대, 식도, 위, 췌장, 담낭, 간, 대장, 폐경 후 유방, 난소, 자궁, 신장, 전립선암) 햄, 소시지 등 가공육, 붉은 육류(대장암) 젓갈 등의 염장어류(비인두암) 염장 혹은 짠 음식(위암)

* 흡연은 폐암, 구강암을 비롯, 거의 대부분의 알려진 암과 관계가 있으며 위의 요소들보다 압도적으로 높은 발암요소이므로 따로 분류됨.

이 자료는 현재도 꾸준히 업데이트되고 있으며, 내용의 작은 변동은 있을 수 있으나 큰 흐름에서는 차이가 없다.

좋은 음식을 먹는 것, 담배를 끊는 것 이외에도 모유수유는 유방암 예방에 효과가 있는 강력한 항암요소다. 세계암연구재단의 보고서에서는 아기에게 출산 후 6개월까지 모유수유만으로 영양 공급을 시행하고, 이후 모유수유와 함께 이유식을 제공하도록 권장하고 있다.

국내의 자료로는 국가암정보센터(www.cancer.go.kr)에서 암 예방과 식생활 및 생활습관에 대해 도움이 될 만한 정보를 제공하고 있으며, 근래에는 각 대학병원에서도 인터넷 홈페이지에 암에 대한 수준 높은 정보를 제공하고 있으므로 참조하도록 하자.

7

중요한 것은 수명연장보다 삶의 질

일전에 드라마에서 이런 대사를 본 적이 있다. 애연가이고 통통한 몸매를 가진 극 중 인물이 '운동하고 살 좀 빼라'라는 핀잔을 듣자 '운동을 하는 사람은 딱 운동한 시간만큼만 더 산다'며 반박하는 내용이었다.

중년이 넘도록 담배를 핀 사람들은 대부분 자신의 흡연을 정당화하는 철학을 가지고 있다. '가족력이 없으니 괜찮다', '옛날 우리 마을 할머니들은 90세 넘으셨는데도 담배 피우며 잘 사셨다' 등이 대표적이다. 물론 그런 철학이 있는 사람이든 없는 사람이든 흡연은 폐암의 위험을 20배 이상 높이고 구강암, 위암, 간암 등 다양한 암의 위험을 높인다.

의학은 최근 수십 년간 눈부시게 발전했지만 그렇다고 해서 인간이 생로병사 한다는 사실이 변하지는 않았다. 오히려 의학의 발달은 노인이 되어 살아가는 시간 그리고 투병하며 살아가야 하는 시간을 늘렸다. 건강한 생활습관의 형성은 총 수명을 늘릴 뿐 아니라 이러한 인생 여명기의 삶의 질을 결정한다.

아래에 세계암연구재단과 미국암협회의 보고서 중 생활습관 가이드라인 부분을 발췌해 요약한 내용을 첨부한다. 누구나 한 번쯤 들어보았을 만한 당연한 내용이지만 꾸준히 되새기지 않으면 지키기 어려운 내용이기도 하다. 자신과 가족의 건강을 위해 마음에 새겨두도록 하자.

WCRF & AICR 보고서 중 생활습관 가이드라인 요약

- 속보 이상의 운동을 매일 최소 30분 이상 할 것
- TV를 보는 등 움직이지 않는 습관을 자제할 것
- 설탕이 많이 들어간 음료를 피할 것
- 패스트푸드를 피할 것

- 400g 이상의 비전분성 채소나 과일을 매일 섭취할 것(다양한 색깔의 채소로 이루어져 있으면 더욱 좋다)
- 붉은 육류를 주 500g 이하로 섭취하고, 가공육류는 최소로 섭취할 것
- 술은 암 예방을 위해서는 소량이라도 마시지 않는 것이 좋음. 특히 암 경험자나 가족력이 있는 사람들은 금주를 하거나 음주량을 크게 줄이는 것을 권함
- 염장류 음식, 짠 음식을 줄일 것
- 출산 후 6개월까지 아기에게 모유수유만으로 영양 공급을 시행하고, 이후 모유수유와 함께 이유식을 먹일 것
- 영양보조제를 섭취하기보다는 음식을 골고루 먹을 것

여기까지 책을 읽고 따라와준 독자분들에게 깊은 감사를 표한다. 4장의 내용은 앞서 나온 글들을 요약 정리한 것이다. 추후에 시간이 없어 다시 책을 읽기 어렵다면 4장의 '등급별 항암 및 발암요소' 표와 'WCRF & AICR 보고서 중 생활습관 가이드라인' 부분만이라도 되새기도록 하자.

- 금연, 음식, 생활습관 관리로 암의 3분의 2를 예방할 수 있다.
- 등급별 항암 및 발암요소 표 – (본문 참조)
- WCRF & AICR 보고서 중 생활습관 가이드라인 요약 – (본문 참조)
- 검증되지 않은 의학정보는 위험하다. 특히 터무니없는 가격을 제시하는 보완요법이나 식약재는 주의하자.
- 세계암연구재단 보고서에서는 암 경험자들도 암 예방에 권장되는 식습관 및 생활수칙을 따르도록 권고한다.
- 암 환자들은 좋아하는 음식에 다양한 과일, 채소를 곁들이고 생선, 두부, 계란 등 단백질을 섭취하는 것이 좋다. 너무 짜거나 맵지 않게 조리하고, 우유나 두유 등도 한 컵 이상 마시면 좋다.
- 암은 전염병이 아니다. 가족들은 환자와 같이 시간을 보내주는 것이 좋다.
- 정신과 의사, 심리상담사 등을 만나는 것을 꺼려 하지 말자.

- 영적 · 종교적 믿음은 투병 과정에서 마음을 편하게 할 수 있다.
- 의료진을 만나기 전 질문 목록을 준비하여 질문하면 도움이 된다.
- 암은 당신이나 당신 가족의 죄로 인해 생긴 것이 아니다.

부록

· 암 예방을 위한 실제 식단의 예시
· 암과 관련된 용어 해설

암 예방을 위한
실제 식단의 예시

〈암과 음식〉이라는 제목으로 암과 음식 그리고 생활습관에 대한 기사를 작성하고 책을 쓰면서 가장 많이 들었던 질문 중 하나는 '그러면 종양학 전문의는 실제로 무엇을 먹는가?'였다.

필자는 본서에서 이야기한 내용을 가급적 지키려 노력하지만 지나치게 '건강식'에 탐닉한다거나 '암을 예방 또는 치료할 수 있는 식단'에 얽매이지 않으려고 한다. 먹는 즐거움이야 말로 삶의 가장 큰 즐거움 가운데 하나인데 너무 무거운 족쇄를 차고 있으면 답답하지 않겠는가.

부록에서는 '암 예방에 좋은' 식단의 구체적인 예시를 두 가지 정도 들어보겠다. 첫 번째 예시는 일반적인 한국인이 흔히 먹는 식단을 필자가 본 서적 및 기사에서 언급한 내용에 맞추어 수정한 식단이다.

두 번째는 필자의 실제 최근 식단으로 사진을 포함해 예로 들겠다.

　먼저 일반적인 한국인의 식단이다.

▼ 예시 1. 일반적인 한국인의 식단

	탄수화물군	흰쌀밥
아침	단백질군	꼴뚜기조림 멸치볶음
	채소군	배추김치 느타리버섯볶음
	국류	근대된장찌개
점심	탄수화물군	김치볶음밥
	단백질군	소시지조림
	채소군	깍두기
	국류	계란국
저녁	탄수화물군	흑미밥
	단백질군	고등어양념구이 삼겹살구이 명란젓
	채소군	콩나물무침 총각김치

　평범해 보이는 한국인의 밥상이다. 이 식단은 '암을 유발'할 만큼 나쁜 식단은 아니지만 조금씩 개선해서 더욱 건강하게 만들 여지는 있다.

　다음에 제시하는 표에서 개선의 방향을 제시해보았다. 검은색으로 굵게 표시한 음식은 개선을 강력히 권하는 음식이고, 별색으로 표시한 음식은 개선을 조금 권하는 음식이다.

기존 식단		대체음식 혹은 방향	사유
아침	탄수화물군 **흰쌀밥**	현미잡곡밥	식이섬유 섭취 증가, 비만 예방
	단백질군 꼴뚜기조림 멸치볶음	덜 짜게 조리를 권함	염분 섭취 감소
	채소군 배추김치 느타리버섯볶음	백김치	염분 섭취 감소
	국류 근대된장찌개	무국, 두부국	염분 섭취 감소, 유익한 파이토케미컬 섭취 증가
점심	탄수화물군 **김치볶음밥**	현미잡곡밥	식이섬유 섭취 증가, 지방 감소
	단백질군 **소시지조림**	돼지뒷다리수육	가공육은 발암성이 있으므로 섭취 자제, 붉은 육류를 먹어야 한다면 끓이는 조리법이 굽는 조리법보다 건강
	채소군 깍두기	덜 짜게 조리를 권함	염분 섭취 감소
	국류 계란국	계란파국	식이섬유 섭취 증가, 유익한 파이토케미컬 섭취 증가
저녁	탄수화물군 흑미밥	현미잡곡밥	식이섬유 섭취 증가
	단백질군 **고등어양념구이**	고등어조림(너무 짜지 않게)	굽는 조리법은 발암물질 유발, 덜 짜게 먹는 조리법을 추천
	삼겹살구이	닭볶음탕	붉은 육류를 줄이고 흰살 고기를 먹는 것이 좋음. 직화나 굽는 조리법보다 끓이는 조리법이 건강
	명란젓	삭제	염장·젓갈류는 섭취를 줄이는 것이 좋음
	채소군 콩나물무침 총각김치	덜 짜게 조리를 권함	염분 섭취 감소

사실 같은 문화권의 같은 나라에 살고 있어도 지역에 따라 그리고 가정에 따라 음식문화는 모두 다르다. 같은 음식을 조리하더라도

염도나 기호에 차이가 있으므로 아예 '몸에 좋은 음식' '항암을 위한
레시피' 같은 것을 일률적으로 따라하기보다는 위와 같은 방식으로
익숙하고 편안하게 먹던 것을 조금씩 수정해나가는 것이 더 좋지
않을까 생각한다.

다음 예는 실제로 필자의 최근 하루 식단이다.

▼ 예시 2. 종양학 전문의의 실제 하루 식단

아침	탄수화물 · 채소군	잡곡밥(현미, 콩, 쌀을 1 : 0.5 : 2로 섞은 것) 비빔밥(재료 : 호박, 버섯, 시금치, 상추 등)
	단백질군	두부 1/4모 계란프라이
점심	탄수화물군	잡곡밥(상기 동일)
	단백질군	두부 1/4모, 두부조림 오징어호박무침
	채소군	두릅, 취나물, 버섯무침
	기타	조미 안 한 김
간식		두유 사과(껍질째), 오렌지, 딸기
저녁	탄수화물군	잡곡밥(상기 동일)
	단백질군	삼치조림 두부 1/4모
	채소 · 과일군	시금치무침 파프리카, 양배추, 방울토마토 호박, 버섯부침 사과 1/4쪽

아침식사

필자는 출근하기 전 먹는 시간을 단축하면서도 채소 섭취와 영양분 섭취를 소홀히 하지 않기 위해서 비빔밥을 즐겨 먹는다. 밥은 콩과 현미를 섞어 섬유질의 섭취를 늘리고, 호박 · 시금치 · 버섯 · 상추 등과 함께 비벼서 채소의 섬유질과 다양한 파이토케미컬을 골고루 섭취한다. 두부와 계란으로 부족할 수 있는 단백질을 보충하고, 두부의 유익한 성분도 섭취할 수 있도록 한다.

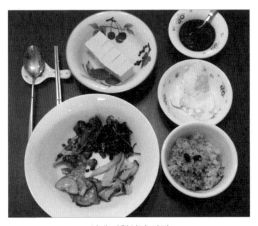

실제 아침식사 사진

점심식사

주로 지식근로를 하는 필자는 점심을 부담스럽지 않게 먹는 것을 선호한다. 개인적으로 그 맛을 좋아하기도 하고 영양도 아주 훌륭한 두부는 데친 두부와 두부조림으로 두 가지 반찬을 하여 먹었다. 두

릅 · 버섯 · 취나물 등 섬유질과 파이토케미컬이 풍부한 채소를 섭취하고, 오징어호박무침으로 동물성 단백질을 섭취하되 지방은 적게 섭취했다. 김은 가급적 소금 조미를 하지 않아 염분 섭취를 줄인다.

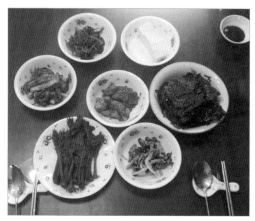

실제 점심식사 사진

저녁식사

단백질군으로 삼치조림을 먹었다. 삼치조림은 맛도 좋고 양질의 단백질을 섭취할 수 있으며 몸에 좋은 생선의 성분도 기대할 수 있다. 물론 조미는 가급적 짜지 않게 한다. 두부는 점심 때와 같이 데친 두부와 두부조림을 같이 올렸고, 기름에 지지는 조리법은 완벽한 건강조리법은 아니지만 맛의 즐거움을 위해 호박부침과 버섯부침을 만들어 먹었다. 토마토, 파프리카, 양배추 등의 채소를 깨끗이 씻어 먹음으로써 섬유질과 파이토케미컬 섭취를 지향했다. 마지막으로 사과는 씻은 뒤 껍질째 섭식하여 섬유질 섭취를 늘린다.

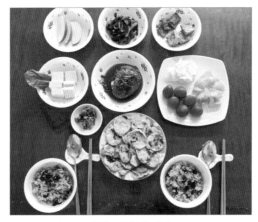

실제 저녁식사 사진

간식

필자는 간식으로는 과일류를 즐기는 편이다. 다양한 종류의 과일을 먹는 것은 여러 섬유질과 파이토케미컬을 섭취할 수 있다는 점에서 건강에 유익하다. 하지만 당뇨가 있거나 비만한 경우는 너무 단 과일을 많이 먹는 것은 조심해야 한다.

음료로 두유를 마셔서 콩의 유익한 성분을 섭취하는 것도 좋지만, 하루 1~3잔의 녹차나 커피 등 기호음료를 마시는 것도 암을 예방하거나 건강을 증진시키는 데 해가 되지 않는다.

지금까지 암 예방과 관련된 지식을 기반으로 해서 약간의 조정을 거친 식단의 예와 실제로 필자가 먹고 있는 식단을 사진과 함께 제시해보았다. 앞의 예시가 독자분들 각자에게 걸맞는 식단을 짜는 데 도움이 되었으면 좋겠다.

필자의 경우는 위와 같은 식단을 오래 지속하다 보니 이제는 너무 자극적이고 짜거나 기름진 음식은 입에 부담스럽게 되어버렸다. 또한 앞과 같이 식단을 유익하게 바꾼 뒤로는 군살도 빠질 뿐 아니라 생활에 더욱 활력이 넘치고 이전보다 머릿속이 한결 상쾌하게 느껴진다.

어떤 사람들은 '수도승처럼 먹고 살아서 무슨 삶의 재미가 있겠나'라며 건강을 강조하는 식단을 꺼리기도 한다. 하지만 앞에 제시한 식단을 보면 알겠지만 우리가 평소 먹는 식단을 약간 보정한 정도에 지나지 않는다. 맛의 즐거움도 충분히 느낄 수 있고, 생식 같은 극단적인 섭식의 변화를 요구하지도 않는다.

산에 움막을 짓고 풀뿌리를 캐고 생식을 먹고 자연만을 접하며 살아야 건강하고 암이 예방되는 것은 아니다. 그렇다면 조선시대, 더 뒤로 가서 원시시대에는 지금보다 훨씬 더 건강하게 오래 살았어야 하는 것 아닌가? 그러니 너무 무리한 변화를 하려 하지 말고 지금까지 우리가 살아왔던 삶의 방식과 식단에 약간의 긍정적인 변화만 더 하도록 하자. 그것이 몸의 건강뿐 아니라 마음의 건강도 더욱 증진시키는 길일 것이다.

혹

흔히 혹, 암, 종양 등의 용어를 혼동해서 쓰는 경우가 많다. '혹'은 정확한 의학용어는 아니지만 인체의 장기에 생기는 모든 덩어리를 통칭하는 일반적 용어다. 병원에서 검진을 하고 나면 '자궁에 혹이 있다', '간에 물혹이 있다', '난소에 물혹이 있다' 등의 이야기를 쉽게 들을 수 있다. 이 혹이라는 용어는 인체에 별다른 문제를 일으키지 않는 물혹, 천천히 자라고 전이나 타 장기로의 침범을 잘 하지 않는 양성종양, 전이를 하여 생명을 위협할 수 있는 악성종양 혹은 암, 그 외에 근육이 과생장해 생기는 근종 등 '체내의 모든 장기에 발생하는 비정상적인 덩어리'를 통칭하는 단어라고 할 수 있다.

종양

종양은 인체조직이 다양한 원인으로 인해 과잉으로 혹은 자율적으로 성장하는 것이며 일반적으로 생체에 이롭지 않다. 영어로는 'neoplasia(신생물)'라고 하며, 요약해서 말하면 '몸에 생기는 비정상적으로 자라나는 덩어리'라고 이야기할 수 있겠다.

양성종양

앞서 설명한 종양들 중에서 생장이 느리고 타 장기로의 침윤이나 전이를 하지 않는 부류를 일컫는다. 보통 이들은 '종'이라고 접미어를 붙여 부르는 경우가 많다(지방종, 섬유종 등). 대개의 경우 이들은 생명을 위태롭게 하지 않는다.

악성종양

앞서 설명한 종양들 중 성장이 빠르고 타 장기로의 침윤이나 전이를 하여 생명에 위험을 초래할 수 있는 부류를 일컫는다. 그리고 이들 악성종양을 대개 '암'이라고 일컫는다. 암은 자라나면서 주변 임파절로의 전이, 주변 장기로의 침범, 혈관을 타고 타 장기로의 전이(원격전이 혹은 혈행성 전이)를 할 수 있다. 대개의 경우 먼저 임파절을 침범하고 더 말기로 진행하면서 타 장기로의 혈행성 전이를 하게 된다. 아무런 주변 침범이 없는 경우와 임파절로의 전이만 있는 경우에는 완치를 목적으로 치료할 수 있다.

임파절 전이

임파절 전이란 암세포가 원발 장기 주변의 임파절을 침범해 발견된 경우다. 임파절은 전신에 분포하는 면역기관으로서 림프관에 의해 서로 연결되어 있다. 대개의 암은 발생한 장기 주변의 임파절로 먼저 전이가 되고, 이후에 원격전이 혹은 혈행성 전이를 한다. 암 주변의 임파절은 면역기관으로 암세포가 더 이상 퍼져나가지 못하도록 잡아주는 역할을 하기도 한다.

원격전이, 혈행성 전이

원격전이는 영어로는 'distant metastasis(metastasis ; 전이)'인데, 번역된 용어 느낌이 있어 다소 생소하다. 원격전이와 혈행성 전이는 개념이 대부분 겹치는데, 혈행성 전이는 암이 진행하여 암세포가 혈관 내로 침입해 전신적인 침범 상태가 된 것을 의미한다. 원격전이는 이렇게 혈액을 타고 혈행성으로 전이된 세포가 인접하지 않은 타 장기에 전이된 것을 의미한다(예 ; 폐암의 뇌 전이, 자궁암의 폐 전이 등). 혈관 분포가 많은 간, 뇌, 폐 등은 특히 원격전이가 잘 되는 기관들이며, 뼈로 전이되는 경우도 많다.

초기암, 말기암

일반적으로 암의 기수는 크게 4개의 기수로 나누어진다. 몇 기까지를 초기암, 몇 기까지를 말기암으로 나누도록 정해져 있는 것은 아니다. 대부분의 암에서 4기의 경우는 주변 장기로의 침윤이나 혈행성 혹은 원격전이가 있는 경우를 말하며, 이때의 상태를 보통 '말기암'이라고 이야기한다. 혈행성 혹은 원격전이가 있는 경우는 암세포가 전신에 퍼져 있을 가능성이 높으므로 수술이나 방사선 같은 국소적 치료보다는 전신에 작용할 수 있는 항암제가 치료의 중심이 된다.

초기암은 보통 1기 혹은 그 이전의 암을 이야기하며, 이 시기에는 전이가 없고 암이 원발 부위에 국한되어 있으며 크기도 작은 경우가 많다. 이 시기에 발견해서 적절한 치료를 하게 되면 생존율이 높아진다.

항암 치료, 항암화학 치료, 항암제 치료

이 세 용어는 우리나라에서는 모두 같은 의미로 사용된다. 암의 치료법에는 여러 가지가 있지만 가장 대표적인 치료법으로는 수술, 방사선, 항암제의 세 가지가 있다. 이 중 항암제 치료를 흔히들 '항암 치료' '항암한다' '항암주사 맞는다'라고 일컬으며, 항암화학 치료는 의학용어인 'chemotherapy'를 번역한 용어다.

표적치료

암이 유전자이상과정 등을 거쳐 생성되면서 돌연변이수용체나 성장촉진인자 등 특정한 생체물질을 만들어내는 것을 이용해 정상 세포는 다치지 않고 암세포의 특정 생체물질을 겨냥해 작용하도록 만들어진 항암제를 '표적치료제'라고 한다. 기존의 항암제보다 정상 세포에 피해를 덜 끼치니 부작용이 적을 수 있다는 장점이 있다. 표적치료제는 현대 의학계의 핫이슈(hot-issue)이며, 이제 걸음마를 떼고 비로소 맹렬히 연구되는 단계라고 볼 수 있다. 아직까지는 기존 암 치료의 패러다임을 완전히 바꿀 만큼 성과를 거두지 못했으나 추후 연구와 임상적 적용의 확장을 통해 암을 정복하는 데 있어 획기적인 역할을 할 것으로 기대되고 있다.

5년 완치

일반적으로 암 치료 완료 후 5년 간 재발이 없는 경우에 '5년 완치'라는 용어를 많이 쓴다. 엄밀히 말하면 '5년 완치'라는 용어보다는 '5년간 재발되지 않았음'이라고 말하는 것이 맞다. 대부분의 암 재발은 암 치료 후 1~2년 내에 발생하므로 5년 정도 재발되지 않았으면 추후 재발될 가능성은 낮다. 하지만 드물게 5년 이후에도 재발되는 경우가 있다. 그런데 이런 개념을 모든 사람들이 명확히 이해하기는 어려우므로 병에 대한 지나친 우려를 덜기 위해 의사들도 '5년 완치'라는 용어를 사용해 환자들에게 설명하기도 한다.

방사선 치료, 방사능

방사선 치료는 암의 세 가지 주요 치료법 중 하나인데 우리나라에서는 비교적 생소한 개념이다. 고선량의 X−ray가 암세포를 투과하여 DNA에 손상을 입혀 사멸하도록 만드는 암 치료 방법이며, 정상 장기에는 최소한의 방사선이 노출되게 하고 암세포에 방사선을 집중시키는 것이 기술의 핵심이다. 종양의학과 방사선물리학, 방사선생물학 등 다양한 학문이 공조하여 연구하고 있는 분야다.

일반적인 사람들의 우려와 달리 방사선 치료를 받는다고 해서 모든 환자들이 머리카락이 빠진다거나 하는 것은 아니다. 대개 방사선 치료는 치료를 받은 부위에 국한되어서만 부작용이 발생한다(머리에 치료를 받을 경우 탈모가 발생할 수 있고, 복부에 치료 시 위장관계 부작용, 골반에 치료를 받을 경우 요로계 혹은 배변에 부작용이 생길 수 있다).

방사선 치료는 수술과 그 역할이 겹치는 경우가 많다. 따라서 전립선암, 두경부암을 포함한 여러 암들에서 완치 목적의 치료로 수술과 방사선 치료 중에서 환자와 의료진의 상의 하에 선택하는 경우도 있다.

다음으로 방사능과 방사선의 차이에 대해 알아보자. 많은 사람들이 이 두 단어를 혼동하여 사용하며 오해를 하는 경우가 많다.

방사능의 사전적 의미는 '방사선을 만들 수 있는 능력'이다. 불안정한 원소의 원자핵이 내부로부터 스스로 붕괴하며 방사선을 방출하는 능력을 '방사능'이라 하며, 방사능과 방사선은 표기하는 단위도 다르다. 라듐, 세슘 등의 방사성원소 물질들은 방사능을 가지고 있으며, 이들의 원자핵이 붕괴하며 내뿜는 베타 선(β-ray), 감마 선(γ-ray) 등의 선이 방사선이다. X-ray도 방사선의 일종이나 베타 선이나 감마 선처럼 자연원소에서 나오는 것이 아니라 인공적으로 만들어진 방사선이라는 차이가 있다.

X-ray를 사용한 방사선 치료는 방사능 물질을 사용하는 것이 아니므로 주변 사람들에게 방사선을 내뿜거나 하지 않는다. 따라서 방사선 치료 시 격리되거나 가족과 떨어져 지낼 필요는 없다. 단, 갑상선암의 방사성요오드 치료는 체내에 방사성물질(방사능을 가진 물질)을 주입하여 치료하는 것이므로 주변에 방사선을 방사할 수 있다. 따라서 담당의와 잘 상의하여 주위 사람들에게 방사선으로 인한 피해를 주지 않도록 주의사항을 지켜야 한다.

에필로그

이 책을 쓰기 시작한 이유는 다름 아닌 바로 필자 자신을 위해서였다. 나이는 들어가고 건강에 대한 우려는 늘어가는데 당장 나와 주변 사람들의 식습관을 보면 건강식을 추구하는 사람이라도 학문적 기초가 없이 그냥 '썰'과 '경험'에 의존하는 경우가 많았다(미디어에서 방영하는 내용조차도 그런 수준이다).

검색포털에서 '항암식단' '암에 좋은 음식' 따위를 검색해서는 절대 원하는 정보를 얻을 수 없었다. 상업적인 정보에 지나치게 가려져 있기 때문이다. 그래서 서점에 가서 참조할 만한 책이 있는지 찾아보았다. 신뢰할 만한 기관에서 발행한 책을 몇 권 찾을 수 있었으나 읽을 만한 책들은 학문적 기초가 부실하고, 학술적 내용이 뒷받침된 책들은 너무 난해했다(읽기 쉬운 서술조가 아닌 논문을 나열하는 구성으로 되어 있고, 포괄적으로 제시해주는 지침이 부족해 읽고 나면 '어쩌라는 거지?'라는 생각이 들었다).

어쩌겠는가. 논문을 작성했던 기억을 살려 직접 관련 논문을 찾고 신뢰할 만한 정보를 검색했다. 그리고 그 내용을 나와 가족 그리고 주변 사람들이 읽을 수 있는 논조로 써나갔다(이것이 가장 어려운 작업이었다).

2015년 6월, 한국에는 메르스 파동이 터졌다. 정치적 이슈와 맞물려 전국을 떠들썩하게 했던 바로 그 시절, 나는 평택에서 그들을 진료하는 최일선에 있었다. 그곳에서 경험한 내용들이 당시 〈오마이뉴스〉 투고를 통해 크게 보도되었고, 이후 다시 인연이 되어 '암과 음식' 이라는 제목으로 5개월간 연재할 수 있게 되었다.

나는 의심이 많다. 이 책에 있는 내용들 역시 학문적 기초, 그것도 튼튼한 기초가 없으면 신뢰하지도 않고 쓰지도 않았다(당장 내가 먹을 음식, 내 생활습관을 위한 내용이니까!). 주로 참조한 내용의 출처는 세계암연구재단과 미국암협회가 공동발간한 보고서, 국가암정보센터, 그 외 인용지수가 높은 신뢰할 만한 논문들이다.

진심으로 바라건대 많은 이들이 이 책을 읽고 한층 더 건강한 삶을 살았으면 좋겠다. 이 책에 나온 식습관과 생활습관을 따른다고 수도승처럼 살고 불행해지는 것은 절대 아니다. 고기도 적당히 먹고 술도 조금 마셔도 된다. 커피도 즐기시라. 다만, 어떻게 먹는 것이 건강하고 어떤 것이 해로운지 알고 먹는 것과 모르고 먹는 것은 천지차이다. 오히려 이 책에 나온 내용들을 지켜갈 때 더욱 심신의 행복과 건강을 찾을 수 있을 것이라 생각한다. 나의 행복과 건강은 나뿐 아니라 주변 사람들의 행복에도 중요한 요소다.

다시 한 번 읽어주신 독자분들께 감사를 표하며 언젠가 또 의미 있는 내용으로 다시 만나기를 기대해본다.

참고문헌

1. Siegel R, Naishadham D, Jemal A. (2012). Cancer statistics. *CA Cancer J Clin 62*, 10–29.
2. Beasley RP, Hwang LY, Lin CC, et al. (1981). Hepatocellular carcinoma and hepatitis B virus. A prospective study of 22707 men in Taiwan. *Lancet 2*, 1129–33.
3. Yu MW, Chen CJ. (1994). Hepatitis B and C viruses in the development of hepatocellular carcinoma. *Crit Rev Oncol Hematol 17*, 71–91.
4. Garland SM, Hernandez–Avila M, Wheeler CM, et al. (2007). Quadrivalent vaccine against human papillomavirus to prevent anogenital diseases. *N Engl J Med 356*, 1928–43.
5. Joura EA, Giuliano AR, Iversen OE, et al. (2015). A 9–valent HPV vaccine against infection and intraepithelial neoplasia in women. *N Engl J Med 372*, 711–23
6. Paavonen J, Naud P, Salmeron J, et al. (2009). Efficacy of human papillomavirus (HPV)–16/18 AS04–adjuvanted vaccine against cervical infection and precancer caused by oncogenic HPV types (PATRICIA): final analysis of a double–blind, randomised study in young women. *Lancet 374*, 301–14.
7. Landoni F, Maneo A, Colombo A, et al. (1997). Randomised study of radical surgery versus radiotherapy for stage Ib–IIa cervical cancer. *Lancet 350*, 535–40.
8. Keys HM, Bundy BN, Stehman FB, et al. (1999). Cisplatin, radiation, and adjuvant hysterectomy compared with radiation and adjuvant hysterectomy for bulky stage IB cervical carcinoma. *N Engl J Med 340*, 1154–61.
9. Morris M, Eifel PJ, Lu J, et al. (1999). Pelvic radiation with concurrent chemotherapy compared with pelvic and para–aortic radiation for high–risk cervical cancer. *N Engl J Med 340*, 1137–43.
10. Alberts DS, Brady M, Cikaric S, et al. (2010). Reducing uncertainties about the effects of chemoradiotherapy for cervical cancer: individual patient data meta–analysis. *Cochrane Database of Systematic Reviews*.

11. Tsao JI, Nimura Y, Kamiya J, et al. (2000). Management of hilar cholangiocarcinoma: comparison of an American and a Japanese experience. *Ann Surg 232*, 166-74.

12. Nagorney DM, Donohue JH, Farnell MB, et al. (1993). Outcomes after Curative Resections of Cholangiocarcinoma. *Archives of Surgery 128*, 871-879.

13. Fong Y, Blumgart LH, Lin E, et al. (1996). Outcome of treatment for distal bile duct cancer. *Br J Surg 83*, 1712-5.

14. Shikata K, Kiyohara Y, Kubo M, et al. (2006). A prospective study of dietary salt intake and gastric cancer incidence in a defined Japanese population: the Hisayama study. *Int J Cancer 119*, 196-201.

15. Dorant E, van den Brandt PA, Goldbohm RA, et al. (1996). Consumption of onions and a reduced risk of stomach carcinoma. *Gastroenterology 110*, 12-20.

16. Gonzalez CA, Pera G, Agudo A, et al. (2006). Fruit and vegetable intake and the risk of stomach and oesophagus adenocarcinoma in the European Prospective Investigation into Cancer and Nutrition (EPIC-EURGAST). *International Journal of Cancer 118*, 2559-2566.

17. Gao CM, Takezaki T, Ding JH, et al. (1999). Protective effect of allium vegetables against both esophageal and stomach cancer: A simultaneous case-referent study of a high-epidemic area in Jiangsu province, China. *Japanese Journal of Cancer Research 90*, 614-621.

18. Haenszel W KM, Segi M et al. (1972). Stomach cancer among Japanese in Hawaii. *J Natl Cancer Inst 49*, 969-88.

19. De Stefani E, Correa P, Boffetta P, et al. (2001). Plant foods and risk of gastric cancer: a case-control study in Uruguay. *European Journal of Cancer Prevention 10*, 357-364.

20. Boeing H, Jedrychowski W, Wahrendorf J, et al. (1991). Dietary risk factors in intestinal and diffuse types of stomach cancer: a multicenter case-control study in Poland. *Cancer Causes Control 2*, 227-33.

21. Hansson LE, Nyren O, Bergstrom R, et al. (1993). Diet and Risk of Gastric-Cancer-a Population-Based Case-Control Study in Sweden. *International Journal of Cancer 55*, 181-189.

22. Ji BT, Chow WH, Yang G, et al. (1998). Dietary habits and stomach cancer in Shanghai, China. *International Journal of Cancer 76*, 659-664.

23. Munoz N, Plummer M, Vivas J, et al. (2001). A case-control study of gastric cancer in

Venezuela. *International Journal of Cancer 93*, 417–423.

24. Xibin S, Moller H, Evans HS, et al. (2002). Residential Environment, Diet and Risk of Stomach Cancer: a Case–control Study in Linzhou, China. *Asian Pac J Cancer Prev 3*, 167–172.

25. Sipetic S T–KS, Vlajinac H et al. (2003). Diet and gastric cancer. *Vojnosanit Pregl 60*.

26. Lissowska J, Gail MH, Pee D, et al. (2004). Diet and stomach cancer risk in Warsaw, Poland. *Nutr Cancer 48*, 149–59.

27. Nan HM, Park JW, Song YJ, et al. (2005). Kimchi and soybean pastes are risk factors of gastric cancer. *World J Gastroenterol 11*, 3175–81.

28. Setiawan VW, Yu GP, Lu QY, et al. (2005). Allium vegetables and stomach cancer risk in China. *Asian Pac J Cancer Prev 6*, 387–95.

29. Zickute J, Strumylaite L, Dregval L, et al. (2005). Vegetables and fruits and risk of stomach cancer. *Medicina (Kaunas) 41*, 733–40.

30. Tuyns AJ, Kaaks R, Haelterman M, et al. (1992). Diet and Gastric–Cancer – a Case–Control Study in Belgium. *International Journal of Cancer 51*, 1–6.

31. Buiatti E, Palli D, Decarli A, et al. (1989). A case–control study of gastric cancer and diet in Italy. *Int J Cancer 44*, 611–6.

32. Graham S, Haughey B, Marshall J, et al. (1990). Diet in the epidemiology of gastric cancer. *Nutr Cancer 13*, 19–34.

33. Trichopoulos D, Ouranos G, Day NE, et al. (1985). Diet and Cancer of the Stomach – a Case–Control Study in Greece. *International Journal of Cancer 36*, 291–297.

34. WC Y. (1988). A study on the relationship between consumption of allium vegetables and gastric cancer. *Chung Hua Yu Fang I Hsueh Tsa Chih 41*, 331–5.

35. Chen K JD, Lu L et al. A case–control study on diet and stomach cancer in a high incidence area of stomach cancer. *Ying Yang Xue Bao 14*, 150–4.

36. Garcia–Closas R, Gonzalez CA, Agudo A, et al. (1999). Intake of specific carotenoids and flavonoids and the risk of gastric cancer in Spain. *Cancer Causes Control 10*, 71–5.

37. Graham DY, Anderson SY, Lang T. (1999). Garlic or jalapeno peppers for treatment of Helicobacter pylori infection. *Am J Gastroenterol 94*, 1200–2.

38. Iimuro M, Shibata H, Kawamori T, et al. (2002). Suppressive effects of garlic extract on Helicobacter pylori–induced gastritis in Mongolian gerbils. *Cancer Lett 187*, 61–8.

192

39. Wu AH, Yu MC, Tseng CC, et al. (2008). Epidemiology of soy exposures and breast cancer risk. *Br J Cancer 98*, 9–14.

40. Yang G, Shu XO, Chow WH, et al. (2012). Soy food intake and risk of lung cancer: evidence from the Shanghai Women's Health Study and a meta–analysis. *Am J Epidemiol 176*, 846–55.

41. Wu S, Feng B, Li K, et al. (2012). Fish consumption and colorectal cancer risk in humans: a systematic review and meta–analysis. *Am J Med 125*, 551–9 e5.

42. Song J, Su H, Wang BL, et al. (2014). Fish consumption and lung cancer risk: systematic review and meta–analysis. *Nutr Cancer 66*, 539–49.

43. Aune D, Chan DS, Lau R, et al. (2011). Dietary fibre, whole grains, and risk of colorectal cancer: systematic review and dose–response meta–analysis of prospective studies. *BMJ 343*, d6617.

44. Aune D, Keum N, Giovannucci E, et al. (2016). Whole grain consumption and risk of cardiovascular disease, cancer, and all cause and cause specific mortality: systematic review and dose–response meta–analysis of prospective studies. *Bmj–British Medical Journal 353*.

45. Ye EQ, Chacko SA, Chou EL, et al. (2012). Greater Whole–Grain Intake Is Associated with Lower Risk of Type 2 Diabetes, Cardiovascular Disease, and Weight Gain. *Journal of Nutrition 142*, 1304–1313.

46. Zong G, Gao A, Hu FB, et al. (2016). Whole Grain Intake and Mortality From All Causes, Cardiovascular Disease, and Cancer A Meta–Analysis of Prospective Cohort Studies. *Circulation 133*, 2370–+.

47. Fuchs CS, Giovannucci EL, Colditz GA, et al. (1999). Dietary fiber and the risk of colorectal cancer and adenoma in women. *N Engl J Med 340*, 169–76.

48. Beresford SAA, Johnson KC, Ritenbaugh C, et al. (2006). Low–fat dietary pattern and risk of colorectal cancer–The Women's Health Initiative randomized controlled dietary modification trial. *Jama–Journal of the American Medical Association 295*, 643–654.

49. Ludwig DS, Pereira MA, Kroenke CH, et al. (1999). Dietary fiber, weight gain, and cardiovascular disease risk factors in young adults. *Jama–Journal of the American Medical Association 282*, 1539–1546.

50. Shai I, Jiang R, Manson JE, et al. (2006). Ethnicity, obesity, and risk of type 2 diabetes in

women – A 20-year follow-up study. *Diabetes Care 29*, 1585–1590.

51. Bingham SA, Day NE, Luben R. (2003). Dietary fibre in food and protection against colorectal cancer in the European Prospective Investigation into Cancer and Nutrition (EPIC), *an observational study 361*, 1496.

52. Vastag B. (2009). Nutrients for prevention: negative trials send researchers back to drawing board. *J Natl Cancer Inst 101*, 446–8, 451.

53. Neuhouser ML, Wassertheil-Smoller S, Thomson C, et al. (2009). Multivitamin Use and Risk of Cancer and Cardiovascular Disease in the Women's Health Initiative Cohorts. *Archives of Internal Medicine 169*, 294–304.

54. Park SY, Murphy SP, Wilkens LR, et al. (2011). Multivitamin use and the risk of mortality and cancer incidence in the Multiethnic Cohort Study. *Faseb Journal 25*.

55. Myung SK, Kim Y, Ju W, et al. (2010). Effects of antioxidant supplements on cancer prevention: meta-analysis of randomized controlled trials. *Annals of Oncology 21*, 166–179.

56. Klein EA, Thompson IM, Tangen CM, et al. (2011). Vitamin E and the Risk of Prostate Cancer The Selenium and Vitamin E Cancer Prevention Trial (SELECT). *Jama-Journal of the American Medical Association 306*, 1549–1556.

57. Larsson SC, Hakansson N, Giovannucci E, et al. (2006). Folate intake and pancreatic cancer incidence: A prospective study of Swedish women and men. *Journal of the National Cancer Institute 98*, 407–413.

58. The Alpha-Tocopherol, Beta Carotene Cancer Prevention Study Group. (1994). The effect of vitamin E and beta carotene on the incidence of lung cancer and other cancers in male smokers. *N Engl J Med 330*, 1029–35.

59. Omenn GS, Goodman GE, Thornquist MD, et al. (1996). Effects of a combination of beta carotene and vitamin A on lung cancer and cardiovascular disease. *New England Journal of Medicine 334*, 1150–1155.

60. Notani PN, Jayant K. (1987). Role of diet in upper aerodigestive tract cancers. *Nutr Cancer 10*, 103–13.

61. Franco EL, Kowalski LP, Oliveira BV, et al. (1989). Risk factors for oral cancer in Brazil: a case–control study. *Int J Cancer 43*, 992–1000.

62. Oreggia F, De Stefani E, Correa P, et al. (1991). Risk factors for cancer of the tongue in

Uruguay. *Cancer 67*, 180–3.

63. Franceschi S, Bidoli E, Baron AE, et al. (1991). Nutrition and cancer of the oral cavity and pharynx in north–east Italy. *Int J Cancer 47*, 20–5.

64. Destefani E, Oreggia F, Ronco A, et al. (1994). Salted Meat Consumption as a Risk Factor for Cancer of the Oral Cavity and Pharynx – a Case–Control Study from Uruguay. *Cancer Epidemiology Biomarkers & Prevention 3*, 381–385.

65. Esteve J, Riboli E, Pequignot G, et al. (1996). Diet and cancers of the larynx and hypopharynx: the IARC multi–center study in southwestern Europe. *Cancer Causes Control 7*, 240–52.

66. De Stefani E, Boffetta P, Ronco AL, et al. (2005). Dietary patterns and risk of cancer of the oral cavity and pharynx in Uruguay. *Nutrition and Cancer–an International Journal 51*, 132–139.

67. Kune GA, Kune S, Field B, et al. (1993). Oral and Pharyngeal Cancer, Diet, Smoking, Alcohol, and Serum Vitamin–a and Beta–Carotene Levels – a Case–Control Study in Men. *Nutrition and Cancer–an International Journal 20*, 61–70.

68. Takezaki T, Hirose K, Inoue M, et al. (1996). Tobacco, alcohol and dietary factors associated with the risk of oral cancer among Japanese. *Japanese Journal of Cancer Research 87*, 555–562.

69. Levi F, Pasche C, La Vecchia C, et al. (1998). Food groups and risk of oral and pharyngeal cancer. *Int J Cancer 77*, 705–9.

70. Franceschi S, Favero A, Conti E, et al. (1999). Food groups, oils and butter, and cancer of the oral cavity and pharynx. *British Journal of Cancer 80*, 614–620.

71. De Stefani E, Deneo–Pellegrini H, Mendilaharsu M, et al. (1999). Diet and risk of cancer of the upper aerodigestive tract—I. Foods. *Oral Oncol 35*, 17–21.

72. Garrote LF, Herrero R, Reyes RM, et al. (2001). Risk factors for cancer of the oral cavity and oro–pharynx in Cuba. *Br J Cancer 85*, 46–54.

73. Bosetti C, La Vecchia C, Talamini R, et al. (2002). Food groups and laryngeal cancer risk: a case–control study from Italy and Switzerland. *Int J Cancer 100*, 355–60.

74. Rajkumar T, Sridhar H, Balaram P, et al. (2003). Oral cancer in Southern India: the influence of body size, diet, infections and sexual practices. *Eur J Cancer Prev 12*, 135–43.

75. Marchioni DL, Fisberg RM, do Rosario M, et al. (2002). Diet and cancer of oral cavity and

pharynx: a case–control study in Sao Paulo, Brazil. *IARC Sci Publ 156*, 559–61.

76. Lissowska J, Pilarska A, Pilarski P, et al. (2003). Smoking, alcohol, diet, dentition and sexual practices in the epidemiology of oral cancer in Poland. *Eur J Cancer Prev 12*, 25–33.

77. Franceschi S, Barra S, Lavecchia C, et al. (1992). Risk–Factors for Cancer of the Tongue and the Mouth – a Case Control Study from Northern Italy. *Cancer 70*, 2227–2233.

78. Sanchez MJ, Martinez C, Nieto A, et al. (2003). Oral and oropharyngeal cancer in Spain: influence of dietary patterns. *Eur J Cancer Prev 12*, 49–56.

79. Feskanich D, Ziegler RG, Michaud DS, et al. (2000). Prospective study of fruit and vegetable consumption and risk of lung cancer among men and women. *Journal of the National Cancer Institute 92*, 1812–1823.

80. Ozasa K, Watanabe Y, Ito Y, et al. (2001). Dietary habits and risk of lung cancer death in a large–scale cohort study (JACC Study) in Japan by sex and smoking habit. *Jpn J Cancer Res 92*, 1259–69.

81. Rim CH, Yang DS, Park YJ, et al. Effectiveness of high–dose three–dimensional conformal radiotherapy in hepatocellular carcinoma with portal vein thrombosis. *Jpn J Clin Oncol 42*, 721–9.

82. Larsson SC, Wolk A. (2006). Meat consumption and risk of colorectal cancer: a meta–analysis of prospective studies. *Int J Cancer 119*, 2657–64.

83. Sugimura T, Wakabayashi K, Nakagama H, et al. (2004). Heterocyclic amines: Mutagens/carcinogens produced during cooking of meat and fish. *Cancer Sci 95*, 290–9.

84. Kazerouni N, Sinha R, Hsu CH, et al.(2001). Analysis of 200 food items for benzo[a]pyrene and estimation of its intake in an epidemiologic study. *Food Chem Toxicol 39*, 423–36.

85. Ibanez R, Agudo A, Berenguer A, et al. (2005). Dietary intake of polycyclic aromatic hydrocarbons in a Spanish population. *J Food Prot 68*, 2190–5.

86. Bhaskaran K, Douglas I, Forbes H, et al. (2014). Body–mass index and risk of 22 specific cancers: a population–based cohort study of 5.24 million UK adults. *Lancet 384*, 755–765.

87. NCI. (1997). Monograph 8: Changes in cigarette–related disease risks and their implications for prevalence and control.

88. Samet JM. (Assessed Oct 2015). Secondhand smoke exposure: Effects in adults.

89. Jonathan M Samet MS. (Assessed Oct 2015). Secondhand smoke exposure: Effects in

196

children.

90. Samet JM, Wiggins CL, Humble CG, et al. (1988). Cigarette smoking and lung cancer in New Mexico. *Am Rev Respir Dis 137*, 1110-3.

91. Samet JM. (1992). The health benefits of smoking cessation. *Med Clin North Am 76*, 399-414.

92. Institute. NC. PDQ levels of evidence for adult and pediatric cancer treatment studies. *Bethesda, MD*.

93. International Agency for Research on Cancer. (2004). IARC Monographs on the Evaluation of Carcinogenic Risks to Humans: Tobacco Smoke and Involuntary Smoking.

94. Sasco AJ, Secretan MB, Straif K. (2004). Tobacco smoking and cancer: a brief review of recent epidemiological evidence. *Lung Cancer 45 Suppl 2*, S3-9.

95. Brownson RC, Novotny TE, Perry MC. (1993). Cigarette smoking and adult leukemia. A meta-analysis. *Archives of Internal Medicine 153*, 469-75.

96. Yun YH, Jung KW, Bae JM, et al. (2005). Cigarette smoking and cancer incidence risk in adult men: National Health Insurance Corporation Study. *Cancer Detect Prev 29*, 15-24.

97. IARC Working Group on the Evaluation of Carcinogenic Risks to Humans. (2004). IARC Monographs on the evaluation of carcinogenic risks to humans. Vol. 83 Tobacco Smoke and Involuntary Smoking. *Lyon, France: IARC*.

98. USDHHS. (2004). The health consequences of smoking: a report of the Surgeon General. Atlanta, GA, U.S. Department of Health and Human Services, Centers for Disease Control and Prevention: ational Center for Chronic Disease Prevetnion and Human Promotion, Office on Smoking and Health.:

99. Wipfli H A-TE, Navas-Acien A, Kim S, Onicescu G, Yuan J, Breysse P, Samet JM, Famri Homes Study Investigators. (2008). Secondhand smoke exposure among women and children: evidence from 31 countries. *American Journal of Public Health 98*, 672.

100. Taylor R, Najafi F, Dobson A. (2007). Meta-analysis of studies of passive smoking and lung cancer: effects of study type and continent. *Int J Epidemiol 36*, 1048-59.

101. Guyatt GH, Oxman AD, Kunz R, et al. (2008). GRADE: going from evidence to recommendations. *British Medical Journal 336*, 1049-1051.

102. Sandler DP, Everson RB, Wilcox AJ, et al. (1985). Cancer risk in adulthood from early life exposure to parents' smoking. *Am J Public Health 75*, 487-92.

103. Leonardi–Bee J, Britton J, Venn A. Secondhand smoke and adverse fetal outcomes in nonsmoking pregnant women: a meta–analysis. *Pediatrics 127*, 734–41.

104. Crane JM, Keough M, Murphy P, et al. Effects of environmental tobacco smoke on perinatal outcomes: a retrospective cohort study. *BJOG 118*, 865–71.

105. Rigotti N. (2012). Strategies to help a smoker who is struggling to quit. *Jama–Journal of the American Medical Association 308*, 1573–80.

106. Behavioral and Pharmacotherapy Interventions for Tobacco Smoking Cessation in Adults, Including Pregnant Women: U.S. Preventive Services Task Force Recommendation Statement. (Accessed October 2015). Available at: http://annals.org/article.aspx?articleid=2443060

107. Rigotti NA: Overview of smoking cessation management in adults. (Accessed Oct 2016).

108. Zheng W, McLerran DF, Rolland B, et al. (2011). Association between Body–Mass Index and Risk of Death in More Than 1 Million Asians. *New England Journal of Medicine 364*, 719–729.

109. Renehan AG, Tyson M, Egger M, et al. (2008). Body–mass index and incidence of cancer: a systematic review and meta–analysis of prospective observational studies. *Lancet 371*, 569–578.

110. Crippa A, Discacciati A, Larsson SC, et al. (2014). Coffee Consumption and Mortality From All Causes, Cardiovascular Disease, and Cancer: A Dose–Response Meta–Analysis. *American Journal of Epidemiology 180*, 763–775.

111. Nkondjock A, Ghadirian P, Kotsopoulos J, et al. (2006). Coffee consumption and breast cancer risk among BRCA1 and BRCA2 mutation carriers. *International Journal of Cancer 118*, 103–107.

112. Baker JA BG, Sawant AC, Jayaprakash V, McCann SE, Moysich KB. (2006). Consumption of coffee, but not black tea, is associated with decreased risk of premenopausal breast cancer. *J Nutr 136(1)*, 166.

113. Larsson SC, Wolk A. (2007). Coffee consumption and risk of liver cancer: A meta–analysis. *Gastroenterology 132*, 1740–1745.

114. Bravi F, Bosetti C, Tavani A, et al. (2013). Coffee Reduces Risk for Hepatocellular Carcinoma: An Updated Meta–analysis. *Clinical Gastroenterology and Hepatology 11*, 1413–+.

115. Setiawan VW, Wilkens LR, Lu SC, et al. (2015). Association of Coffee Intake With Reduced Incidence of Liver Cancer and Death From Chronic Liver Disease in the US Multiethnic Cohort. *Gastroenterology 148*, 118–125.

116. Turati F, Galeone C, La Vecchia C, et al. (2011). Coffee and cancers of the upper digestive and respiratory tracts: meta-analyses of observational studies. *Annals of Oncology 22*, 536–544.

117. Giovannucci E. (1998). Meta-analysis of coffee consumption and risk of colorectal cancer. *American Journal of Epidemiology 147*, 1043–1052.

118. Sinha R, Cross AJ, Daniel CR, et al. (2012). Caffeinated and decaffeinated coffee and tea intakes and risk of colorectal cancer in a large prospective study. *American Journal of Clinical Nutrition 96*, 374–381.

119. Yang TO, Crowe F, Cairns BJ, et al. (2015). Tea and coffee and risk of endometrial cancer: cohort study and meta-analysis. *American Journal of Clinical Nutrition 101*, 570–578.

120. Bravi F, Scotti L, Bosetti C, et al. (2009). Coffee drinking and endometrial cancer risk: a metaanalysis of observational studies. *American Journal of Obstetrics and Gynecology 200*, 130–135.

121. Wilson KM, Kasperzyk JL, Rider JR, et al. (2011). Coffee Consumption and Prostate Cancer Risk and Progression in the Health Professionals Follow-up Study. *Jnci-Journal of the National Cancer Institute 103*, 876–884.

122. Tang NP, Wu YM, Ma J, et al. (2010). Coffee consumption and risk of lung cancer: A meta-analysis. *Lung Cancer 67*, 17–22.

123. Zeegers MP, Tan FE, Goldbohm RA, et al. (2001). Are coffee and tea consumption associated with urinary tract cancer risk? A systematic review and meta-analysis. *Int J Epidemiol 30*, 353–62.

124. Pelucchi C, La Vecchia C. (2009). Alcohol, coffee, and bladder cancer risk: a review of epidemiological studies. *Eur J Cancer Prev 18*, 62–8.

125. Villanueva CM, Silverman DT, Murta-Nascimento C, et al. (2009). Coffee consumption, genetic susceptibility and bladder cancer risk. *Cancer Causes Control 20*, 121–7.

126. Hernan MA, Takkouche B, Caamano-Isorna F, et al. (2002). A meta-analysis of coffee drinking, cigarette smoking, and the risk of Parkinson's disease. *Annals of Neurology 52*, 276–284.

127. Caldeira D MC, Alves LB, Pereira H, Ferreira JJ, Costa J. (2013 Oct). Caffeine does not increase the risk of atrial fibrillation: a systematic review and meta-analysis of observational studies. *Heart 99(19)*, 1383–9.

128. Klatsky AL, Hasan AS, Armstrong MA, et al. (2011). Coffee, caffeine, and risk of hospitalization for arrhythmias. *Perm J 15*, 19–25.

129. Ding M, Bhupathiraju SN, Satija A, et al. (2014). Long-term coffee consumption and risk of cardiovascular disease: a systematic review and a dose-response meta-analysis of prospective cohort studies. *Circulation 129*, 643–59.

130. Huxley R, Lee CMY, Barzi F, et al. (2009). Coffee, Decaffeinated Coffee, and Tea Consumption in Relation to Incident Type 2 Diabetes Mellitus A Systematic Review With Meta-analysis. *Archives of Internal Medicine 169*, 2053–2063.

131. van Dam RM, Hu FB. (2005). Coffee consumption and risk of type 2 diabetes – A systematic review. *Jama-Journal of the American Medical Association 294*, 97–104.

132. Liu F, Wang X, Wu G, et al. (2015). Coffee Consumption Decreases Risks for Hepatic Fibrosis and Cirrhosis: A Meta-Analysis. *PLoS One 10*, e0142457.

133. Klatsky AL, Morton C, Udaltsova N, et al. (2006). Coffee, cirrhosis, and transaminase enzymes. *Arch Intern Med 166*, 1190–5.

134. Korpelainen R KJ, Heikkinen J, Vaananen K, Keinanen-Kiukaanniemi S. (2003). Lifestyle factors are associated with osteoporosis in lean women but not in normal and overweight women: a population-based cohort study of 1222 women. *Osteoporos Int. 14(1)*, 34.

135. Harris SS, Dawsonhughes B. (1994). Caffeine and Bone Loss in Healthy Postmenopausal Women. *American Journal of Clinical Nutrition 60*, 573–578.

136. Jura YH, Townsend MK, Curhan GC, et al. (2011). Caffeine Intake, and the Risk of Stress, Urgency and Mixed Urinary Incontinence. *Journal of Urology 185*, 1775–1780.

137. Bird ET, Parker BD, Kim HS, et al. (2005). Caffeine ingestion and lower urinary tract symptoms in healthy volunteers. *Neurourology and Urodynamics 24*, 611–615.

138. Heckman MA, Weil J, de Mejia EG. (2010). Caffeine (1, 3, 7-trimethylxanthine) in Foods: A Comprehensive Review on Consumption, Functionality, Safety, and Regulatory Matters. *Journal of Food Science 75*, R77–R87.

139. 질병관리본부. (2014). 국민건강영양조사.

140. WHO Global status report on alcohol and health. (2014).

141. Pelucchi C, Gallus S, Garavello W, et al. (2006). Cancer risk associated with alcohol and tobacco use: Focus on upper aero-digestive tract and liver. *Alcohol Research & Health 29*, 193-198.

142. Andre K, Schraub S, Mercier M, et al. (1995). Role of alcohol and tobacco in the aetiology of head and neck cancer: a case-control study in the Doubs region of France. *Eur J Cancer B Oral Oncol 31B*, 301-9.

143. Tai SY, Wu IC, Wu DC, et al. (2010). Cigarette smoking and alcohol drinking and esophageal cancer risk in Taiwanese women. *World J Gastroenterol 16*, 1518-21.

144. Gao YT, McLaughlin JK, Blot WJ, et al. (1994). Risk factors for esophageal cancer in Shanghai, China. I. Role of cigarette smoking and alcohol drinking. *Int J Cancer 58*, 192-6.

145. Talamini R, Bosetti C, La Vecchia C, et al. (2002). Combined effect of tobacco and alcohol on laryngeal cancer risk: a case-control study. *Cancer Causes Control 13*, 957-64.

146. Baur JA, Pearson KJ, Price NL, et al. (2006). Resveratrol improves health and survival of mice on a high-calorie diet. *Nature 444*, 337-42.

147. jwshin@newsis.com. 막걸리 항암효과 보려다…그럼 간은? 2011. 4. 15. NEWSIS.

148. Bagnardi V, Rota M, Botteri E, et al. (2013). Light alcohol drinking and cancer: a meta-analysis. *Ann Oncol 24*, 301-8.

149. Di Castelnuovo A, Costanzo S, Bagnardi V, et al. (2006). Alcohol dosing and total mortality in men and women: an updated meta-analysis of 34 prospective studies. *Arch Intern Med 166*, 2437-45.

150. Reynolds K, Lewis LB, Nolen JDL, et al. (2003). Alcohol consumption and risk of stroke - A meta-analysis. *Jama-Journal of the American Medical Association 289*, 579-588.

151. Rehm JT, Bondy SJ, Sempos CT, et al. (1997). Alcohol consumption and coronary heart disease morbidity and mortality. *American Journal of Epidemiology 146*, 495-501.

152. Association AH: Alcohol and Heart Health. (Accessed August 24, 2016). http://www.heart.org/HEARTORG/HealthyLiving/HealthyEating/Nutrition/Alcohol-and-Heart-Health_UCM_305173_Article.jsp#.V7z17PmLS70

153. Brooks PJ, Enoch MA, Goldman D, et al. (2009). The Alcohol Flushing Response: An Unrecognized Risk Factor for Esophageal Cancer from Alcohol Consumption. *Plos Medicine 6*.

154. Giovannucci E, Ascherio A, Rimm EB, et al. (1995). Physical activity, obesity, and risk for

colon cancer and adenoma in men. *Ann Intern Med 122*, 327–34.

155. Fioretti F, Tavani A, Bosetti C, et al. (1999). Risk factors for breast cancer in nulliparous women. *Br J Cancer 79*, 1923–8.

156. Friedenreich CM, Courneya KS, Bryant HE. (2001). Influence of physical activity in different age and life periods on the risk of breast cancer. *Epidemiology 12*, 604–12.

157. Hirose K, Hamajima N, Takezaki T, et al. (2003). Physical exercise reduces risk of breast cancer in Japanese women. *Cancer Sci 94*, 193–9.

158. Wenten M, Gilliland FD, Baumgartner K, et al. (2002). Associations of weight, weight change, and body mass with breast cancer risk in Hispanic and non–hispanic white women. *Annals of Epidemiology 12*, 435–444.

159. Colbert LH, Lacey JV, Jr., Schairer C, et al. (2003). Physical activity and risk of endometrial cancer in a prospective cohort study (United States). *Cancer Causes Control 14*, 559–67.

160. Terry P, Baron JA, Weiderpass E, et al. (1999). Lifestyle and endometrial cancer risk: a cohort study from the Swedish Twin Registry. *Int J Cancer 82*, 38–42.

161. Schouten LJ, Goldbohm RA, van den Brandt PA. (2004). Anthropometry, physical activity, and endometrial cancer risk: results from the Netherlands Cohort Study. *J Natl Cancer Inst 96*, 1635–8.

162. Cerhan JR, Chiu BCH, Wallace RB, et al. (1998). Physical activity, physical function, and the risk of breast cancer in a prospective study among elderly women. *Journals of Gerontology Series a–Biological Sciences and Medical Sciences 53*, M251–M256.

163. Wyrwich KW, Wolinsky FD. (2000). Physical activity, disability, and the risk of hospitalization for breast cancer among older women. *Journals of Gerontology Series a–Biological Sciences and Medical Sciences 55*, M418–M421.

164. Stuebe AM, Willett WC, Xue F, et al. (2009). Lactation and incidence of premenopausal breast cancer: a longitudinal study. *Arch Intern Med 169*, 1364–71.

165. Zheng T, Holford TR, Mayne ST, et al. (2001). Lactation and breast cancer risk: a case–control study in Connecticut. *British Journal of Cancer 84*, 1472–1476.

166. Cancer CGoHFiB. (2002). Breast cancer and breastfeeding: collaborative reanalysis of individual data from 47 epidemiological studies in 30 countries, including 50302 women with breast cancer and 96973 women without the disease. *Lancet 360*, 187.

167. Colditz GA, Rosner B. (2000). Cumulative risk of breast cancer to age 70 years according

to risk factor status: data from the Nurses' Health Study. *Am J Epidemiol 152*, 950–64.

168. Kelsey JL, Gammon MD, John EM. (1993). Reproductive factors and breast cancer. *Epidemiol Rev 15*, 36–47.

169. Rosner B, Colditz GA, Willett WC. (1994). Reproductive risk factors in a prospective study of breast cancer: the Nurses' Health Study. *Am J Epidemiol 139*, 819–35.

170. Edward C. Halperin LWB, Carlos A. Perez and David E. Wazer. (May 2013). Perez & Brady's Principles and Practice of Radiation Oncology, 6e. 2

171. World Cancer Research Fund/American Institute for Cancer Research. Diet, Nutrition, Physical Activity and Cancer: a Global Perspective. Continuous Updated Project Expert Report 2018. Avilable at dietandcancerreport.org.

172. Karen Collins, "Soy and Cancer: Myths and Misconceptions". *Blog of American Institute of Cancer Research*. Feb, 2019.

173. Wan Q, Li N, Du L, Zhao R, Yi M, Xu Q, et al. Allium vegetable consumption and health: An umbrella review of meta-analyses of multiple health outcomes. *Food science & nutrition*. 2019; 7(8):2451–70.

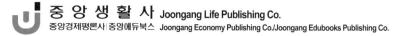

중앙 생 활 사 Joongang Life Publishing Co.
중앙경제평론사|중앙에듀북스 Joongang Economy Publishing Co./Joongang Edubooks Publishing Co.

중앙생활사는 건강한 생활, 행복한 삶을 일군다는 신념 아래 설립된 건강·실용서 전문 출판사로서
치열한 생존경쟁에 심신이 지친 현대인에게 건강과 생활의 지혜를 주는 책을 발간하고 있습니다.

암 전문의가 알려주는 암을 이기는 최강의 밥상

초판 1쇄 발행 | 2020년 7월 20일
초판 3쇄 발행 | 2024년 7월 15일

지은이 | 임채홍(ChaiHong Rim)
펴낸이 | 최점옥(JeomOg Choi)
펴낸곳 | 중앙생활사(Joongang Life Publishing Co.)

대   표 | 김용주
책임편집 | 김미화
본문디자인 | 박근영

출력 | 삼신문화 종이 | 에이엔페이퍼 인쇄 | 삼신문화 제본 | 은정제책사

잘못된 책은 구입한 서점에서 교환해드립니다.
가격은 표지 뒷면에 있습니다.

ISBN 978-89-6141-253-7(03510)

등록 | 1999년 1월 16일 제2-2730호
주소 | ⊕ 04590 서울시 중구 다산로20길 5(신당4동 340-128) 중앙빌딩
전화 | (02)2253-4463(代) 팩스 | (02)2253-7988
홈페이지 | www.japub.co.kr 블로그 | http://blog.naver.com/japub
네이버 스마트스토어 | https://smartstore.naver.com/jaub 이메일 | japub@naver.com
♣ 중앙생활사는 중앙경제평론사·중앙에듀북스와 자매회사입니다.

도서 주문	**www.japub**.co.kr 전화주문 : 02) 2253 - 4463	**https://smartstore.naver.com/jaub** 네이버 스마트스토어

※ 이 도서의 국립중앙도서관 출판시도서목록(CIP)은 서지정보유통지원시스템 홈페이지(http://seoji.nl.go.kr)와
국가자료공동목록시스템(http://www.nl.go.kr/kolisnet)에서 이용하실 수 있습니다.(CIP제어번호:CIP2020027093)

중앙생활사/중앙경제평론사/중앙에듀북스에서는 여러분의 소중한 원고를 기다리고 있습니다. 원고 투고는 이메일을
이용해주세요. 최선을 다해 독자들에게 사랑받는 양서로 만들어드리겠습니다. **이메일** | japub@naver.com